纪连海谈黄帝内经

灵枢篇

纪连海 著

U0242117

石油工业出版社

图书在版编目（CIP）数据

纪连海谈黄帝内经：灵枢篇 / 纪连海著. —北京：石油工业出版社，2019. 1

ISBN 978-7-5183-2924-3

Ⅰ. ①纪… Ⅱ. ①纪… Ⅲ. ①《灵枢经》–通俗读物 Ⅳ. ①R221–49

中国版本图书馆CIP数据核字（2018）第220179号

纪连海谈黄帝内经：灵枢篇

纪连海　著

出版发行：石油工业出版社
　　　　　（北京安定门外安华里2区1号　100011）
网　　　址：www.petropub.com
编 辑 部：（010）64523607　图书营销中心：（010）64523633
经　　　销：全国新华书店
印　　　刷：北京晨旭印刷厂

2019年1月第1版　2019年1月第1次印刷
700×1000毫米　开本：1/16　印张：10.5
字数：140千字

定　价：38.00元
（如发现印装质量问题，我社图书营销中心负责调换）

前言
PREFACE

中国历史上下五千年，悠久而漫长，在历史的长河中，中华民族用劳动和智慧创造了光辉灿烂的文明，积淀了独具魅力的文化。

文化是一个民族的标志，更是一个民族的灵魂。

中华文化是中华民族无数古圣先贤、风流人物、仁人志士对自然、人生、社会的思索、探求与总结，是我国各族人民的智慧源泉与精神支柱，是中华民族的尊严与标志，更是中华民族屹立于世界民族之林的形象，它既是中华民族智慧的凝结，更是道德规范、价值取向、行为准则的集中再现。

中华民族之所以历经磨难而不衰，非常重要的一点，就是中华文化营造出的强大的民族向心力。中华传统文化是中华文明成果根本的创造力，是民族历史上道德传承、各种文化思想、精神观念形态的总和。以现在的学科分类，则囊括了中国古代的哲学、宗教、政治、科技、历史、地理、文学、教育、经济、军事、文化、艺术、民俗诸多方面。概括来说，传统文化包括经史子集、十家九流，它以先秦经典及诸子之学为根基，涵盖两汉经学、魏晋玄学、隋唐佛学、宋明理学和同时期的汉赋、六朝骈文、唐宋诗词、元曲与明清小说并历代史学等一套特有而完整的文化、学术体系。观其构成，足见其之广博与深厚。

千百年来，中华文化融入我们每一个炎黄子孙的血液，铸成了中华民族的高尚品格，书写了辉煌灿烂的历史，成为人类文明的不可或缺的组成部分。"己所不欲，勿施于人"的行为规范、"乐以天下，忧以天下"的政治抱负、"苟利国家，不求富贵"的报国情怀、"富贵不能淫，贫贱不能移，威武不能屈"的浩然正气、"志士仁人，无求生以害仁，有杀身以成仁"的献身精神、"知人者智，自知者明"的通达心态等，都传承着中华民族的精神基因，这是我们最深厚的文化软实力。

凝魂聚气，强基固本，习近平总书记就传承和弘扬中华优秀传统文化做出一系列重要指示。他指出："我们决不可抛弃中华民族的优秀文化传统，恰恰相反，我们要很好地传承和弘扬，因为这是我们民族的'根'和'魂'，丢了这个'根'和'魂'，就没有根基了。""一个国家、一个民族的强盛，总是以文化兴盛为支撑的，中华民族伟大复兴需要以中华文化发展繁荣为条件。"

在2017年10月18日召开的中国共产党第十九次全国代表大会上，习近平总书记提出要深入挖掘中华优秀传统文化蕴含的思想观念、人文精神、道德规范，结合时代要求继承创新，让中华文化展现出永久魅力和时代风采。习近平总书记的讲话，为我们继承和弘扬传统文化指明了方向。

一个没有自己文化的国家，可能会成为一个大国甚至富国，但绝对不会成为一个强国。也许它会强盛一时，但绝不能永远屹立于世界强国之林。而一个国家若想健康持续发展，则必然有其凝聚民众的国民精神，且这种国民精神也必然是在其自身漫长的历史发展中由本国人民创造、形成的。中华民族的伟大复兴，中华巨龙的跃起腾飞，离不开传统文化的持久浸润与滋养。

传统文化对于个人的成长更为重要。众多的专家学者认为，一个人的精神启蒙，往往始于不可替代的传统经典。试想，当优秀传统文化的经典了然于心，熟能成诵，孔子、孟子、老子、庄子等伟大的先贤就与你的生命相伴了。有圣贤藏于心，笃于行，德必向善，学必精进，功自然成。潜心于传统文化，我们就会发现其蕴含的无法穷尽的智慧，并从中领略到恒久的治世之道与管理之智，体悟到超脱的人生哲学与立身之术。

中国人民在历经站起来、富起来的历史进步后，将迈入建设中国特色社会主义现代化强国"强起来"的新时代。历史悠久、光辉灿烂的中华传统文化，是一座人类文明的巨大宝库。系统地了解、认识中华文化精华，更好地继承中华民族优秀文化传统，激发民族自豪感，增强民族凝聚力，大力弘扬爱国主义精神，是我们应当担负起来的神圣的历史责任。

为了让更多读者从传统文化中受益，我们特别邀请了中央电视台"百家讲坛"著名主讲纪连海主编了这套"名家谈国学经典"丛书。

"名家谈国学经典"系列将分辑出版，这次出版的是第一辑，分别是《纪连海谈论语》《纪连海谈道德经》《纪连海谈黄帝内经》《纪连海谈孙子兵法》《纪连海谈三十六计》《纪连海谈孟子》《纪连海谈庄子》。这些经典著作高度浓缩了中华五千年文明的精华，包含了中华民族生存的大思想、大智慧。

丛书富有知识性、哲理性和可读性，尽量把艰难晦涩的传统文化予以通俗化、现实化的演绎，以古今中外的精彩案例解析深刻的文化内涵，让传统文化焕发出历久弥新的时代风采。丛书秉承了纪连海一贯的幽默活泼、接地气的语言风格，使读者在轻松愉悦和饶有趣味的阅读中，收获满满的人生感悟。

丛书瑕疵难免，错漏之处敬请读者批评指正。

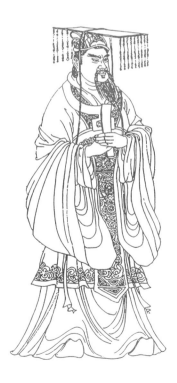

目 录

CONTENTS

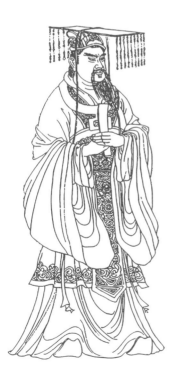

阴阳系日月

原文

黄帝曰：余闻天为阳，地为阴，日为阳，月为阴，其合之于人①，奈何？

岐伯曰：腰以上为天，腰以下为地，故天为阳，地为阴。故足之十二经脉，以应十二月，月生于水，故在下者为阴；手之十指，以应十日，日主火，故在上者为阳。

注释

①合之于人：和人体相互对应。

纪老师说 ●●●

最初天地混沌一片，后来轻清为天，重浊为地，就像用一个"一"字划开混沌，"一"字上面是阳，"一"字下面是阴，这天地初成，其实就是阴阳初现。

此后整个世界的发展，背后都有阴阳规律的支撑。它是各种事物孕育、发展、成熟、衰退直至消亡的原动力。以人来说，刚刚出生是纯阳之体，此后一生，阴阳共存，互相消长，到死亡的时候，阳气散尽，进入"阴界"。

阴和阳既对立又互生，原本就天地同根，过程中又互相转化。周易里的孔子所写的《易传》曰："一阴一阳谓之道。"《易·系辞上》："阴阳不测之谓神。"到了《礼记》，连礼乐也分出了阴阳："乐由阳来者也，礼由阴作者，阴阳和而万物得。"孔颖达疏："和，犹合也，得谓各得其所也，若礼乐由于天地，天地与之和合则万物得其所也。"

落实到天地万物，日为阳，月为阴；昼为阳，夜为阴；暑为阳，寒为阴；春夏为阳，秋冬为阴；雷电为阳，雨雪为阴；君为阳，臣为阳；夫为阳，妻为阴；黄钟、大蔟、姑洗、蕤宾、夷则、无射为阳声；大吕、应钟、南吕、函钟、小吕、夹钟。为阴声，即以六律而言，律为阳，吕为阴。动为阳，静为阴；开为阳，合为阴；生为阳，死为阴；生为阳，杀为阴……

还记得《红楼梦》里，史湘云和她的丫头翠缕的对话吗？翠缕道："这么说起来，从古至今，开天辟地，都是阴阳了？"

湘云笑道："糊涂东西，越说越放屁。什么'都是些阴阳'，难道还有个阴阳不成！'阴''阳'两个字还只是一字，阳尽了就成阴，阴尽了就成阳，不是阴尽了又有个阳生出来，阳尽了又有个阴生出来。"

曹雪芹的话不是白说的，两句话就道出阴阳的本质：阴阳本为一体，互相转化；开天辟地，就只有一个"道"字，这个"道"若细究细分，才能分出阴阳二字。而世间万物，皆有阴阳，二者不可割裂，相互依存，相互转化。如《童子问易》所说："乾坤一元，阴阳相倚"，不存在阴阳二元的问题。

即如人的身体而言，虽分阴阳，而又一体。虽然一体，但是又要分出阴阳来。《宫女谈往录》里，老宫女回忆慈禧洗澡的情况：先用一只浴盆洗上身，洗完之后，"候在廊子下面专听消息干粗活的宫女听到里面的暗号，鱼贯地进来，先把洗上身的澡盆和用过的毛巾收拾干净，抬走，再重新抬进另外一只浴盆来。冷眼看这只盆和方才抬出去的一模一样，可老太后一眼就看得出来是洗下身的。洗下身的工具绝对不能用来洗上身。这是老太后的天经地义：上身是天，下身是地，地永远不能盖过天去；上身是清，下身是浊，清浊永远也不能相混淆——我听老太后这样念道过，道理我也说不清楚"。

慈禧这样洗澡的方法是对的，不过，她又犯拧了，上身和下身的清浊不能相混没错，但是世间万物，清浊不相混这个不对，不科学。水至清则无鱼，人至察则无徒，还是要如郑板桥所说"难得糊涂"才好。

屈原就是清浊不能相混，所以不能见容于这个他眼中邪恶的世界，只好自投汨罗江；苏东坡能够随遇而安，既能在这个浊世想办法快快乐乐地活着，又能够在这个浊世想办法保持自己的赤子之心，所以他得了善终。

就医学而言，中医理论认为，人之所以生病，就是因为人体的阴阳平衡被打破了，治病则是调节人体阴阳，使之恢复平衡。前些年中医式微，一切依靠西方，事实上，中医里包含着天地的大法则、大智慧，这一点看《黄帝内经》就知道了，何其宏大，何其精微。

反对中医的声音自清末至今一直没有断过，其中不乏知名人士的论调。

清末国学大师俞樾是近代中国主张废除中医的起始人，1879

年，俞樾发表《废医论》，之后又发表《医药说》，提出"医可废，药不可尽废"的观点，明确地提出了废除中医的主张。

从他发端，以后可以列出长长的一串反对中医的名人名单：吴汝纶、郑观应、梁启超、孙中山、梁漱溟、严复、傅斯年、汪大燮、鲁迅、丁文江、余云岫、汪企张、褚民谊、刘瑞恒、胡定安、陈独秀、胡适、陈寅恪、周作人、刘文典等。

现代有些人也认为"中医是伪科学"。

西方的科学起源于二分法，一就是一，二就是二，阴就是阴，阳就是阳，二者泾渭分明，不能相混。这是西方的哲学理念的一种科学化的表达。而中医以及它背后代表的哲学理念却是阴阳本为一体，阴尽生阳，阳尽生阴，阴阳共生。到最后阴也好，阳也罢，总归同源。所以中医对于调理人体有非常大的作用，西医对于治疗外部病毒入侵功效显著，二者并重，皆不可偏废。

所以，我们不要盲目地抛弃自己家的老物件，只看外面的花花世界。最好就是能够中医和西医互相映照，互相学习，取长补短，共同前进。到最后二者也合而为一，这样就符合了天地大道，就是两个字：完美。

原文

黄帝曰：余受九针于夫子，而私览于诸方。或有导引行气①，按摩、灸、熨、刺、焫、饮药。之一者可独守耶，将尽行之乎？

岐伯曰：诸方者，众人之方也，非一人之所尽行也。

黄帝曰：此乃所谓守一勿失，万物毕者也②。今余已闻阴阳之要，虚实之理，倾移③之过，可治之属。愿闻病之变化，淫传绝败而不可治者，可得闻乎？

岐伯曰：要乎哉问！道，昭乎其如日醒；窘乎其如夜瞑。能被而服之，神与俱成。毕将服之，神自得之。生神之理，可著于竹帛，不可传于子孙。

注释

①导引行气：凡人自摩自捏，伸缩手足，除劳去烦，名为"导

引"。通过导引，以达到行气活血、养筋壮骨的目的，故曰"导引行气"。

②万物毕者也：马元台："诸方虽行于众病，而医工当知乎守一。守一者，合诸方而尽明之，各守其一而勿失也。庶于万物之病，可以毕治而无误矣。"

③倾移：由阴阳气血盛衰导致疾病的机理。

纪老师说 ●●●

这段话的关键词其实只有一个：道。

它既可以理解为医学之道，也可以理解为天地大道。天地大道涵盖了医学之道在内的所有的"道"。那么，从天地大道的角度而言，到底什么是道呢？

这一个字就玄妙无比。就像电影《倩女幽魂》里的侠客燕赤霞醉酒后在雨中念叨的："道道道，道道道，道可道非常道，天道地道人道剑道，黑道白道黄道赤道，乜道物道道道都道，自己嗰道系非常道，呸呸呸呸呸胡说八道……"

世间万物，纷繁复杂，看似纵横万道，实则只有至简的一"道"，这是中国哲学的精髓所在。

首先说，道是过程，它是"变"。这个世界上唯一不变的真理就是"变"。你不可能让道静止下来，静止下来的是牌位，是纪念碑，是坟墓，它不是变。而牌位、纪念碑、坟墓，它也在变。时间一点一点流逝，沧海桑田一丝一丝改变，时间、地理、方位、心境，哪有不变的东西？爱情、婚姻、家庭、朋友，哪有铁板一块的事实？万物永远在变，生命永远在变，观念永远在变——道这个过程就永远在变。所以，哪有什么静止的天堂？就算有，你肯一直待在那里，一千年，一万年，永永远远？你都不肯待，谁会肯待？都不肯待，这个地方还是天堂吗？

从天地一片混沌，到轻清为天，重浊为地，道生一，一生二，二生三，三生万物。这个过程，就是一个简单到为"零"的世界逐渐变得庞大、繁杂、光怪陆离的过程，这是道的轨迹。而我们循着这个轨迹追溯、还原，就又会看到大道至简的一面。

这就是道的第二个特质：它是本原。如同老子所说："无名，天地之如，有名，万物之母""玄之又玄，众妙之门""玄牝之门，是谓天地根""天下有始，以为天下母"。从我们这个纷繁复杂的世界逐渐地往回推，没有上下、左右、前后，没有善恶，没有好坏，没有美丑，没有过去和未来，没有天和地，没有你和我，这个世界就又回到了亚当和夏娃未曾开智之初的伊甸园。甚至，回到亚当不是亚当、夏娃不是夏娃、二人还是一人时期的世界；甚至回到亚当和夏娃尚且都不存在的世界。或者用我们东方神话体系的语言来说，回到黄帝和蚩尤大战之前的世界，回到女娲造人时候的世界，甚至回到女娲还不曾造人时候的世界，甚至回到还没有黄帝，没有女娲，没有这些远古祖先和神灵的世界，回到那颗蛋——那个混沌的"零"。

这就是道，生命和宇宙的根。

那么，道从简单硕大的本原发展到现在让人眼花缭乱的现实世界，这中间必定有道路可走，有规律可循，这就是道的第三个特质：它是规律。自然界的规律，人类社会的规律，事物发展的规律，人的思想演变的规律……许许多多的规律，其实都是"道"这棵树上开的花，结的果，叶片的脉络。而且，它既是规律，更是不可更改的法则，是纲，是纪，是在这个"变"的世界里唯一不变的东西。若按西方的说法，它是上帝一样的存在；若按佛教的说法，它是佛祖、释迦牟尼；若按道家的说法，它就是一个"道"字。就像老子说的"唯道是从"。厚厚的一本《黄帝内经》，讲来讲去，论来论去，就是论的一个"道"字。它无状，无物，无象，但是又真真实实地存在，万事万物依照着它画的道道运行，无一点偏差，无一点偏废。

我们在学习《黄帝内经》的过程中，争取练就一颗玲珑心，两只透视眼，能够透过纷繁复杂的表象世界，看到它的本原和规律，摸清楚这个"道"字。

淫邪发梦

黄帝曰：愿闻淫邪泮衍奈何？

岐伯曰：正邪从外袭内，而未有定舍，反淫于脏，不得定处，与营卫俱行，而与魂魄飞扬，使人卧不得安而喜梦；气淫于腑，则有余于外，不足于内；气淫于脏，则有余于内，不足于外。

黄帝曰：有余不足，有形乎？

岐伯曰：阴气盛，则梦涉大水而恐惧；阳气盛，则梦大火而燔焫；阴阳俱盛，则梦相杀。上盛则梦飞，下盛则梦堕；甚饥则梦取，甚饱则梦予。肝气盛则梦怒；肺气盛则梦恐惧、哭泣、飞扬；心气盛则梦善笑恐畏；脾气盛则梦歌乐、身体重不举；肾气盛则梦腰脊两解不属。凡此十二盛者，至而泻之，立已。

厥气客于心，则梦见丘山烟火；客于肺，则梦飞扬，见金铁之奇物；客于肝，则梦山林树木；客于脾，则梦见丘陵大泽，坏屋风雨；客于肾，则梦临渊，没居水中；客于膀胱，则梦游行；客于胃，则梦饮食；客于大肠，则梦田野；客于小肠，则梦聚邑冲衢；客于胆，则梦斗讼自刭①；客于阴器，则梦接内；客于项，则梦斩首；客于胫，则梦行走而不能前，及居深地窌②苑中；客于股肱，则梦礼节拜起；客于胞膻③，则梦溲便。凡此十五不足者，至而补之立已也。

注释

①自刭：自杀或自残。

②窌：音叫，地窖。

③膻：音琛，直肠。

纪老师说 ●●●

梦是一种很玄妙的东西，历朝历代，奇梦怪梦不断，时常见诸书中笔端。比如著名的庄周梦蝶，语出《庄子·齐物论》："昔者庄周梦为胡蝶，栩栩然胡蝶也，自喻适志与，不知周也。俄然觉，则蘧蘧然周也。不知周之梦为胡蝶与，胡蝶之梦为周与？周与胡蝶，则必有分矣。此之谓物化。"就是庄周做了一梦，梦见自己变成蝴蝶翩翩飞舞，特别快乐；等他醒了，糊涂了：到底是我梦见蝴蝶了，还是蝴蝶梦见我了？就像人照镜子，到底镜子里的人是我，还是照镜子的是我？这样的问题不能深想，会把人想糊涂的。

还有同样著名的黄粱一梦，出自唐人沈既济的《枕中记》，故事还很曲折：

唐开元七年，有个叫吕翁的道士住在旅舍中，遇见一位少年，名字叫卢生，衣服破烂肮脏，长叹尘世困窘，壮志不得申。吕翁问他有什么壮志，他说，"我要建功立名，出将入相，钟鸣鼎食"。他正说着话的时候，不觉有些困倦。这时候店家正在蒸黄粱饭（就是小米饭）。吕翁取出一个枕头，让他枕着睡觉。

卢生看那枕头是青瓷枕，两端开有空，他侧过头去睡在枕头上，看见那孔渐渐变大，明亮有光，就投身进入，于是回了家。几个月后，他娶了漂亮的清河崔氏的女子，资产更加丰厚。第二年，他参加科举，中了官，到渭南当县尉，不久迁升做监察御史，一路升迁，颇有政绩，当地乡民为他刻碑立传。后来，边疆有战事，他奉命上战场，大破戎虏，斩杀敌人，拓展疆土，边疆百姓也为他刻石歌颂。回到朝廷，他被封官授爵，一时德高望重。没想到，位高遭嫉，宰相中伤，他因而被贬。但是没多久又回到皇帝身边，这次当上了宰相，和宰相肖嵩、宰相裴光庭共同执掌朝政大权十多年，被称贤相。同朝的官僚又害他，诬陷他图谋不轨，皇帝下诏把他收监。卢生惊惶不安，后悔不已，对妻儿说："我老家在山东，有良田五顷，足以御寒防饥，何苦要求官受禄呢？如今落得如此地步，还想穿粗布衣裳、过平常日子也不行了！"后来他被宦官求情，保住了性命，流放到驩州。几年以后，皇帝知道他是冤枉的，又恢复了官职，册封为燕国公。生的几个儿子都很有才能，结的亲也都是名门望族，孙子有十多个。后来卢生渐渐衰迈，多次告老辞官皇帝都不肯放，病了皇帝也给他用最好的药材，不停派人探病。但是没用，他还是死了。

卢生伸个懒腰醒来，看见还睡在旅舍之中，吕翁坐在自己身旁，店主蒸的黄粱饭还没有熟。卢生问："难道那是个梦吗？"惆怅良久，谢道："一生恩宠屈辱，困窘通达，死亡和生命，这些道理，一梦之间，全都知道了。"磕头拜谢，然后走了。

由这个梦，人们更引申出了人生如梦，梦如人生的感慨。

黄帝和岐伯的一问一答则是从中医的角度，解读了梦的因由甚至病征。

为什么要说"淫邪发梦"呢？即邪气由外入侵，浸淫于内，所以按照逻辑顺序，应该是"邪淫发梦"，也就是说，中医认为，人之所以发梦，是因为先是外感邪气，然后邪气侵入身体，浸润脏腑，以至做梦。

"黄帝曰：愿闻淫邪泮衍奈何？"

水漫为衍。"泮衍"的本义是冰雪融化、雪水横流的意思。邪气由外侵入人体，到处乱窜游行，"未有定舍""不得安处"，结果人睡着之后梦象变幻无端，不可琢磨。

人的意识分为三层，我们日常运用的就是显意识，也即通常所说的意识，在这个层面，你做什么，你自己是有觉察的。大白天的你说什么话，做什么事，想什么，你都清楚明了，这就是意识层次。

意识之下是潜意识，意识之上是超意识。先说超意识，在这个层次，你完全觉察你在做什么，你不但知道在做什么，而且你能够通过这个层次创造你的实相。意识深幽幽的水面以下是潜意识的领地，即你的意识控制不了的地方。比如你可以控制你说话、做事，但是控制不了你的呼吸、长头发、眨眼睛，也控制不了你的心脏跳动多少下，这些是潜意识的控制范畴。梦就是人在睡眠中潜意识不受自我意识控制而自由活动形成的影像。

"岐伯曰：正邪从外袭内，而未有定舍，反淫于脏，不得定处，与营卫俱行而与魂魄飞扬，使人卧不得安而喜梦。气淫于腑，则有余于外，不足于内；气淫于脏，则有余于内，不足于外。"

岐伯回答了黄帝的问题，外邪之气内在浸淫开来，收不住，人就容易做梦。

什么叫正邪呢？

"正邪"是和"虚邪"相对的。《灵枢·邪气脏腑病形》中说："虚邪之中身也，洒淅动形；正邪之中人也微。"

历代医家对它的解读仁者见仁，智者见智。有的医家是从邪气所来之方位来认定的："正邪者，不从虚之乡来也，以中人微，故莫知其情意，莫见其形状。"有的医家则认为"正邪"就是"虚邪"的一种，只是程度没有一般的"虚邪"猛烈，只是乘着人运动汗出、腠理开放的时候才会侵犯人体，所发的症状也轻微不易察觉。与"虚邪"伤人症状明显，"洒淅动形"不同，"正邪"伤人隐蔽，症状不明显。

从《灵枢营卫生会》可以知道，卫气白天行于阳经二十五周，夜间行于阴经二十五周。这种规律使我们的身体出现寤与寐的正常生理活动，如张志聪所注："卫气夜行于阴二十五度，日行于阳二十五度，分为昼夜，故气至阳则卧起而目张，至阴则休止而目瞑。""正邪"从外袭入人体，然后它"与营卫俱行"，这样就影响了营卫之气的正常运行，干扰了人体的睡眠，"使人卧不得安"。

《黄帝内经》还认为梦是魂魄神气的游行产生的，如张志聪注："夫心藏神，肾藏精，肝藏魂，肺藏魄，脾藏意，随神而往来谓之魂，并精而出入谓之魄，志意者，所以御精神，收魂魄也。与魂魄飞扬而喜梦者，与五藏之神气飞扬也。""正邪"侵入人体，到处乱跑，"反淫于藏"，扰动了五藏所藏的魂魄神气，"而与魂魄飞扬"，于是就开始做梦。

"气淫于腑，则有余于外，不足于内；气淫于脏，则有余于内，不足于外"何意？正邪袭内，对腑造成侵扰，就会气盛于阳，阴不足以制之；侵扰于脏，则气盛于阴，而阳不足以制之，结果脏腑阴阳失调，产生不同的梦象。

黄帝曰："有余不足，有形乎？"

黄帝继续问，正邪之气有余也好，不足也好，它的梦象中怎么表现的？

这个也是我们非常关心的问题。好多人做了梦，就会东想西想，书摊上有卖解梦的书的，网上也有专门为人解梦的。只是这些解梦的书都千篇一律，没有根据做梦的人的实际情况去解，而是统一给你一个解释，很草率，也不准确。

下面岐伯的回答则是从中医角度来解梦，虽然它所论述的各种梦境与实际病理变化不完全相符，但梦也多是一种病态，应该引起临床医师的注意。

"阴气盛则梦涉大水而恐惧，阳气盛则梦大火而燔焫，阴阳俱盛则梦相杀。"阴主水，阳主火。阴气盛，就会梦见过大河，心生恐惧；阳气盛，就会梦见大火，感觉很热，烧得慌。如果阴气和阳气俱盛，体内相搏，就会梦见打斗，搏杀。我的女儿爱跟我诉梦，最常见的梦就是过河，河宽流急，过不去，急得要命；我的侄子跟我诉梦，最常见的梦是着火，烧房子了，跑不出来，要把自己烧着了，一急就醒了。还爱梦见打仗，打起来活灵活现的，他当大将军，指挥着军队冲锋。

"上盛则梦飞，下盛则梦堕，甚饥则梦取，甚饱则梦予。"飞梦、堕梦、梦取、梦予，这种情况也非常常见。我的女儿有一次梦见自己当花仙子了，扇乎着两只小翅膀飞起来，"哎呀，好美呀"，她说。这是气在身体的上半部分游走时做的梦；如果气下沉，那就会梦到从高处往下掉的梦，猛一下子吓醒。肚子饿了，梦里吃东西；吃撑了，梦里给人送东西吃。

"肝气盛则梦怒，肺气盛则梦恐惧、哭泣、飞扬，心气盛则梦善笑恐畏，脾气盛则梦歌乐，身体重不举，肾气盛则梦腰脊两解不属"。

我有一个朋友，有一次说梦。他白日里受了气，做梦就梦见了极不喜欢的一个人，他在梦里对这个人又吼又叫，一拳头一拳头地打，一边打一边骂，醒来想：哎呀，真解气。他这就是肝气盛，肝火在梦里发泄出来。这样倒好，有一个发泄的渠道，不致于伤害身体，而且在现实中又不会行为失控。所以做梦有时候也是有好处的。人的身体本身就是一种很科学又很玄妙的构造，你信任它，它就会想办法自救。有时候做梦也是一种自我纾解、自救的途径。

《灵枢·本神》里说"肺本志虽为忧，但肺气盛金乘肝木，则肝气虚而梦恐惧"，肺本志主忧，所以肺气盛，梦中忧虑，哭泣；而肺气为金，肝气为木，肺气过盛，金则克木，于是肝气便虚，梦里又会恐惧。哭梦、怕梦、忧梦，中医可以此为据，判断一个人有没有肺疾。而肺为华盖，其位居上主肃降，肺气过盛，降不下来，就会做飞翔的梦。

《灵枢·本神》也说："心气虚则悲，实则笑不休。"心主喜，在声为笑，所以邪气盛于心，梦中就会哈哈地笑个不停。民间有这种说法，说梦是反的，梦里哭，现实中有喜事发生；梦里笑，现实中有悲伤的事发生，很多解梦的书也这样说，结果梦里笑的人醒来就惴惴不安。事实上，这个没有科学依据，不必担心。若是心气虚，喜不起来，梦中也会悲伤的。如果心火炽盛，水要灭火，肾主水，结果肾水覆之，梦中就会惊恐畏惧——你要被大水淹了，你不惊恐畏惧啊？

脾在声为歌，如果邪气盛于脾，梦中就会唱歌作乐。脾主运化，如果脾气壅塞，湿气过重，梦里就会身体沉重，胳膊腿抬不起来，走不动路，急得要命。

邪气犯肾，经脉不通畅，梦里会做有关"腰"的梦，梦见腰脊两下分离，连不起来。

"凡此十二盛者，至而泻之立已。"这十二种邪气过盛产生的梦象，只要把五脏充实，把邪气祛除，就可以治愈。说白了，这是病又不是病，所谓"其中人也微"，所以清醒时不易察觉；只有睡眠状态下，心神内收，相应脏象才会在梦中有所显现。不过这也为早期的疾病诊断提供了宝贵线索。

"厥气客于心，则梦见丘山烟火。客于肺，则梦飞扬，见金铁之奇物。客于肝，则梦山林树木。客于脾，则梦见丘陵大泽，坏屋风雨。客于肾，则梦临渊，没居水中。"

"厥"，逆也。厥气，指的是由于正气内虚，结果"正邪"之气反客为主，它跑到人家门上做起主人来了。

心为火脏，气逆就会梦见丘陵山野冒烟突火。肺为金脏，气逆就会见到金属打造的各种奇奇怪怪的器物，什么外星人入侵啊，宇宙飞船之类的也都会粉墨登场；肺是五脏中最高的，两叶肺环护着心脏，所以肺脏气逆，也会做飞扬的梦；肝为木脏，气逆就会梦见山林树木，甚至像恐怖片一样，在密林里绕来绕去，说什么也走不出来；脾为土脏，气逆就会梦见连绵的丘陵和巨大的沼泽，或者大风大屋，摧墙裂屋。肾为水脏，气逆就会梦见深渊巨水，甚至被水淹没。我前两天刚做一梦，梦中发大水，水里有无数的尸体翻滚，尸体的脸都能看得清清楚楚，就这梦问一个中医朋友，人家哈哈一笑，说我该补肾了，看来朋友说的是有道理的。

"客于膀胱，则梦游行。客于胃，则梦饮食。客于大肠，则梦田野。客于小肠，则梦聚邑冲衢。客于胆，则梦斗讼自刳。"

"膀胱者，州都之官，津液藏焉，气化则能出矣"，如果膀胱受扰，就会梦到到处漂荡游行；"胃者水谷之海"，它是主受纳饮食的，如果受扰在此，就会做与饮食有关的梦；"大肠者，传导之官，变化出焉"，和小肠相比，大肠宽阔，如果受扰在此，就会梦到广阔的田野；"小肠者，受盛之官"，肠道狭窄，如果小肠受扰，就会梦见在村镇街巷聚集不散；"胆者，中正之官，决断出焉"，如果它受扰，就会做十分刚烈的梦，相斗啊，争讼啊，甚至动刀自杀。

"客于阴器，则梦接内。客于项，则梦斩首。客于胫，则梦行走而不能前，及居深地窌苑中。客于股肱，则梦礼节拜起。客于胞殖，则梦溲便。"

人的下阴、脖颈、胳膊腿、膀胱口或者尿道口这些部位，如果因虚而邪，梦中就会出现和这些部位有关的梦。做春梦的，大多是生殖器受刺激了，有时候是内裤太紧所致；邪阻颈项，会做梦斩首；邪阻于小腿，会梦见说什么也走不动，急得要死，满头大汗，就是原地踏步。小时候我做梦上房，在房顶上一走一陷，说什么也动不了，急死了；邪阻于大腿和胳膊，会梦见向人行跪拜大礼，一起一跪，估计和它配套的得有特别庄重的场合，人们个个都是特别庄严的神情。所以梦这种东西是很奇怪，它会编织，在看似虚妄的不存在的空间里，根据一个点，编织出一大片的情境。如果邪阻膀胱口或者尿道口，会做梦解手。

"凡此十五不足者，至而补之立已也。"像这因"少气之厥"而生产的十五种梦象，就要本着"虚而补之"的原则，使逆气平而正气复，这样就能够睡觉安稳，不再胡乱发梦。

本篇以"十二盛""十五不足"的梦象为例，来说明脏腑气血阴阳虚实的变化与梦象产生的关系。以《黄帝内经》的理论来说，梦象是脏象在失去意识控制之下的扭曲变形的表达，医生要能够给它还原，然后辨证施治。

以上是中医角度释梦。不同的人对于梦给出了不同的解释，弗洛伊德说："梦不是一种躯体现象，而是一种心理现象。梦是一种愿望达成，它可以算是一种清醒状态精神活动的延续。梦，并不是空穴来风，不是无意义的，不是荒诞的，也不是一部分意识昏睡，而只有少部分乍睡还醒的产物，它完全是有意义的精神现象。"荣格则认为"梦无所遮蔽，我们只是不理解它的语言罢了。梦给我们展示的是未加修饰的自然的真理，梦是无意识心灵自发的和没有扭曲的产物，梦是启迪，是人潜意识在努力使整个心灵更趋于和谐、合理。大多数危机都有一个很长的潜伏期，只是意识觉察不到而已。梦能够泄露这一秘密"。

说实话，这些都挺枯燥的，有趣的是很多的案例。下面是我读到的一个案例，做梦的人是一个离异的中年妇女："想吃饺子，既没人和我一起包，也没人和我一起吃。然后晚上就做梦，梦见在一间屋子里睡着了，我铺的盖的都是白的褥和被，头顶上雪白的月亮照下来，外边有人一边叫着我的小名儿'白妮'一边找我。然后我就去了一个操场，又在一个高台上睡着了，也是头顶上雪白的月亮照着。梦里那种荒凉和绝望，要疯了。世界安好，可是我的灾难发生了。醒过来，泪就下来了，哭得越来越厉害。四个小时，不停地哭，不停地流泪。想着停下停下，可就是停不下。心里的什么东西，也许是希望，也许是什么，感觉正被泪水泡软，泡塌。"现实的恐慌反映到了梦里，于是就遍寻不得，一片荒凉和绝望。

还有的人做梦，几乎没有任何诱因。这是从《天才在左，疯子在右》这本书里看到的案例，一个成功男士讲述他的梦境：

"我醒了，睁开眼，周围是很模糊的光晕。我知道自己还在蛋壳里。需要伸手撕开包裹着我的软软的像蛋壳一样的东西才能出来。蛋壳在一个方形的池子里，池子很简陋，盛了像水一样的液体泡着蛋壳。每次我醒来的时候，液体还剩一半。从池子里出来会觉得那种彻底睡足了的感觉。我总是找一身连体装穿上，比较厚，衣服已经很旧了……房子也很旧了。里面有好多陈旧的设备，我隐约记得其中一些，但是记不清都是做什么用的了。穿好衣服后我会到一个很旧很大的金属机器前，拉一个开关，机器里面会哗啦哗啦地响一阵，然后一个金属槽打开了，里面有一些类似猫粮、狗粮的东西，颗粒很大，我知道那是吃的，就抓起来吃。我管那个叫食物槽。食物槽还会有水泡，水泡是软软的。捏着咬开后可以喝里面的水。水泡的皮也可以吃。……吃完后我会打开舱门到一个走廊上。那里所有门都是船上的舱门那种样子，但是比那个厚重，而且密封性很好。每次打开都会花很大力气。到了走廊我会挨个打开舱门到别的房间看，每个房间都是和我醒来那间一样的，很大，里面有很多机器。一共十个房间，另外9个我每次都看，他们的水池都干了，软软的蛋壳是干瘪的，里面包裹着干枯蜷缩的尸体。我不敢打开看。我害怕的不是尸体，而是我接受不了只有我一个人活下来的事实。" "所有的房间看完后，我都会重新关好舱门，同时会觉得很悲伤。我忍住不让自己哭出来。在长廊尽头，我连续打开几个大的舱门，走到外面小平台。能看到我住的地方是高出海面的，海面上到处漂浮着大大小小的冰块，天空很蓝，空气并不冷，是清新的那种凉。海面基本是静止的，在没有冰块的地方能看到水下很深，能看到我住的地方在水下是金字塔形状，但是没有生物。""沿平台通向一个斜坡走廊，顺着台阶可以爬到最高处，那是这个建筑的房顶，最高点。往四下看，会清晰地看到水下有其他金字塔，但都是坍塌的。在水面的只有我这个。每次到这个时候，我就忍不住会哭，无声地哭。眼泪止不住，我拼命擦，不想让眼泪模糊视线。哭完我就一直站在那里往四周看，看很久，想找任何一个活动的东西，但是什么都没有。""看一阵我会回去，到我居住那层的下面。那里有个空旷的大房间，里面有各种很大很旧的机器，有些还在运转，但是没有声音。我不记得那些机器都是做什么用的了，我只记得必须要把一些小显示窗的数字调整为零。做完这些我去房间的另一头找到一种方形的小盒子，拿着盒子回到房顶。像上发条一样拧开盒子的一个小开关，然后看着它在我手里慢慢地自动充气，变成一个气球后飞走了。"

"周围偶尔有轻微的水声，冰山慢慢地漂浮。那个时候我心里清楚，整个世界只有我一个人了。我觉得无比的孤独。在做完所有的事情后，我就坐在那里等着，我知道在等什么，但是我也知道可能等不来了。我想自杀，但是又不想放弃，我希望还有人活着，也许也在找我，像我在找他一样……我等的时候，忍不住会哭出来。那种孤独感紧紧地抓住我，甚至让我自言自语都没有勇气。我有时候想跳下去，向任何一个方向游，但是我知道会游不动死在某个地方……"这个人，结婚了，有孩子，一切都很好，但是他就是反复做这样的梦，梦中孤独的感觉如影随形，即使醒了还是会因此难过。他加倍地对家人好，对朋友好，只要能消除掉那种孤独的感觉，但是消除不掉。就算在人群中，那种孤独感就像影子一样，紧紧地抓住他不放。他的眼泪大颗大颗地掉下来。经过催眠，别人帮不了他，他的孤独感不是来自现实，就是来自梦里。所以作者给这篇文章起名《孤独的守望者》，想想看，多可怕。什么时候能把梦这个奥秘的盖子揭开，看清里面的内容，也许我们就不会有那么多的疑惑了。

现代也有许多医生是把做梦和身体健康状况联系在一起的，兹录于此，以做参考：

（1）经常梦见自己从高处坠落，心中恐慌紧张，没掉到地面就被惊醒，就有隐藏性心脏病的可能。

（2）梦见被人追赶，却怎么也跑不快，想叫又叫不出来，表示冠状动脉供血不足。

（3）梦见身体歪斜扭曲，伴有窒息感，之后突然惊醒，惶恐不安，可能为心绞痛征兆。

（4）梦见有洪水犯滥，或自己陷入水中，表示有肝胆疾病。

（5）经常梦见吃进不干净、腐败变质的食物，引起腹痛，表示有胃病。

（6）经常梦见自己腾云驾雾，看见面目狰狞的妖魔鬼怪，表示循环或消化系统病变。

（7）经常梦见大火燎原，自己身陷火中，被火灼伤，表示有高血压。

（8）经常梦见自己两手麻痹，有可能是中风前兆。

（9）经常梦见自己被关在暗室中，胸部受压，呼吸不畅，表示有呼吸系统疾病。

（10）经常梦见自己被人从后面踢伤或刺伤，醒后仍然腰痛，表示腰部或肾脏有隐患。

（11）经常做梦，醒后记忆清楚，但头昏困倦，表示体质虚弱或神经衰弱。

（12）经常做噩梦，表示过度劳累，焦虑紧张，处于亚健康状态，必须及时休息调养。

（13）经常反复做一些内容大致相同的噩梦，往往是癌症和其他疾病的早期信号。

（14）经常梦见与人吵架，发怒，表示心情郁愤。

（15）梦见旅游、户外游玩，暗示厌倦工作，需要休息。

（16）睡觉时会磨牙，梦见争吵怒骂，表示有寄生虫疾病。

当然，梦境只是参考，要学会体察自己的身体，如发现异样，一定要到医院检查。总之，世界很大，疑问很多，努力学习和研究吧，每得到一点知识，都是很大的收获。

天　年

原文

黄帝问于岐伯曰：愿闻人之始生，何气筑为基？何立而为楯？何失而死？何得而生？

岐伯曰：以母为基，以父为楯①。失神②者死，得神者生也。

黄帝曰：何者为神？

岐伯曰：血气已和，荣卫已通，五脏已成，神气舍心③，魂魄毕具，乃成为人。

黄帝曰：人之寿天各不同，或天或寿，或卒死，或病久，愿闻其道。

岐伯曰：五脏坚固，血脉和调。肌肉解利④，皮肤致密。营卫之行，不失其常。呼吸微徐⑤，气以度行。六腑化谷，津液布扬。各如其常，故能长久。

①以母为基，以父为楯：人体胚胎的形成，全赖父母精气的结合而成。根据阴主内、阳主外的功能特性，认为阴血在内为基质，阳气在外为卫，阴阳互根，从而促成了胚胎的生长发育，故曰以母为基，以父为楯。基：张景岳："基，址也。"就是基础，或基质。楯，就是栏槛。在此比喻捍卫的功能。《说文》段注："栏槛者，今之栏干是也，纵曰槛，横曰楯。"

②神：这里的神是指一切生物其生命力的综合表现。

③神气舍心：神气舍藏于心。舍，止，藏。

④肌肉解利：形容肌肉之间，气行滑顺通利而没有湿滞的现象。解，气行之道开放。

⑤呼吸微徐：指气息调匀，不粗不疾。

纪老师说 ● ● ●

天年，天赋之年，就是天赋的年寿，即自然寿命。按照中医理论，一寿为一甲子；天赋寿命是一百二十岁，也就是两个甲子，只是绝大多数人都活不到。八十岁就是长寿了，如果能活到一百岁，那就是长命百岁，特别值得人欣羡。

别说活一百二十岁，就算活到八十岁、活到一百岁，我们的前半生是用来打拼，后半生又应该怎么个活法呢？

一个儿媳妇吐槽自己的公公："50岁退休，现在已经10年了，每天的作息安排是：睡到自然醒后，坐在被窝里先来一杯酒，几支烟；穿上衣服后坐在床边再来一杯酒，几支烟；出门去厕所，婆婆把饭端到面前，看着饭喝几杯酒，吸几支烟；打开电视边看边吃，吃后再吸烟，看一会儿电视累了再睡个回笼觉。中午也是这样喝、吸、吃、看，饭后准时午休，到天快黑了再起，晚饭依然是这几个步骤，八点睡觉，凌晨两点睡醒看电视，看到累，继续睡觉等待第二天，唉！"

后面这个"唉"字，真是叹气叹得无奈。这样的活法，说实话，可惜了这么好能吃能动的好光阴了。

我到现在还记得我一个"老师"说的话。一个偶然的机会，结识了一个姓安的老师，书法很好，我说："我跟您老学书法吧。"他很热心，说："好啊。"我就敬他一杯酒，说："安老师，从此我就是您的弟子了。"他安然地端坐，受了我一杯酒，所以说是我的老师。

就是这次吃酒，他在席间说的话，我记忆犹新。他刚退休不久，大约还不到一年，深有感触，看着我们说："跟你们说吧，年轻人，你们一定要好好活着，活到退休。退休以后的时间才真正是自己的。退休以前，干工作，为家庭，忙事业，孝敬父母，教养小孩。如今孩子也大了，父母也都奉养过世了，工作也不需要去干了，终于可以有大块的时间活自己的了，写写字啊，看看书啊，散散步啊，访访朋会会友啊，别提多好了！"

但是，这话说了没三个月，我听到的消息是，他已经急病去世了——我还一次课都没有跟着他上呢，所以这个"老师"，虽有其名却又无其实，很可惜。

这个安老师的思路就特别先进。他不是说人退休了就开始混吃等死了，而是人退休了才真正开始为自己活了。就像人的天年这一百二十岁，前头的一甲子是为别人活，后头的一甲子才是活自己的。只是可惜，没有为自己活多久，这也算另一种意义的壮志未酬。

带着未竟之志去世，怎么说也算是一种悲剧。

所以，我们要明了天年所在，学会养生，延长寿命，好为自己活得久一些，再久一些。

而且，我们对于自己要活得久一点要有信心，《黄帝内经》

的《上古天真论》就说了："上古之人，春秋皆度百岁，而尽其天年。"那时候的人都能度百岁，尽天年，我们当然也行。

行的前提是要讲天时、地利、人和，人要顺天地节奏而行，而不是干那种逆天的事，自损生机。

《上古天真论》里是"女七男八"的生长发育周期，而到了《灵枢·天年》，则不论男女，以十年为一个周期，以此讲述身体和脏腑功能有何变化，以及得什么病，怎么去治。而且它没有讲到第十二个周期，只讲到第十个周期，也就是一百岁。为什么？因为人活到百岁的都少，不要说一百二十岁了。

之所以难以寿终，就是因为我们没有遵循养生规律，戕生害命。

要想遵循养生规律，先得知道养生规律是什么，知道我们的身体状况，这是一个逻辑链条，逻辑平顺，养生才见成效。

要想知道我们的身体状况，当然就是要了解自我；之所以认真了解自我，是你觉得自己是值得你去认真了解你自己的，所以，你才会下功夫了解自己。用民间说法，你看着自己"值贵"，所以会认真养命。很多人不是这样的，而是拿命换钱，一说就是拼命干这个，拼命干那个。

不对，你的命不是用来拼的，是用来爱护、爱惜的。

还有的人一言不合就闹自杀，这就更过分了。天地相合，父精母血，给你的这条命，是用来说自杀就自杀的吗？情路不顺也自杀，生意失败也自杀，学习成绩下降也自杀，被爸爸妈妈骂也自杀……有完没完？

还有的不自杀，不觉得是自杀，但是在慢性自杀。比如不良的作息习惯、生活习惯、吸毒、酗酒……

还有很多，是我们根本没有意识到自己是在慢性自杀的，就是我们觉得活得挺热闹的，但是我们实际上是在慢性自杀。想笑的时候你不得不憋着，想哭的时候不得不忍着，想说什么不能说、不敢说，想做什么又束手束脚不能做，内心的意志和外在的表现永远是两回事，里外两张皮，自己和自己打架，身、心、灵都不和谐，自己和自己永远在扯皮，时间长了，要不就是身体受不了，出毛病；要不就是精神受不了，出毛病；要不就是身体和精神都受不了，一场大病要人命。

为什么我那个安老师会那么高兴地亲身体验说大家一定要好好活，六十岁以后才是自己的生活？显然地，六十岁以前，不是为自己活的，活出来的也基本上不是自己，结果就是不良能量蓄积已久，在他终于解脱，想要为自己好好活的时候，积弊爆发，得病去世了。真可惜。

还有一个老先生，做学问非常认真，给我感觉整天火爆爆。有时候开座谈会坐在一起，他会黑着脸，别人莫名其妙的情况下就受他抨击。抨击的原因不是说此人不学无术，而是说此人虽然学而有术，但是却不是他所看重的那个术，所以他还是觉得人家不学无术。有一次，为了一个学术问题，跑好几百里去找别人骂战。我很敬重这位老先生，总感觉他负能量爆棚。三年前也是突然听说他去世，连留给我们去看望的时间都没有，肝癌。很可惜。如果能够自己关注自己的身心，郁积的情绪及时导顺，也许情形会好一些。

所以，世界大事我们要关心，自己的身心难道不是大事吗？没有身心，何来自己？当然更要关心。

就像有的中医专家所提倡的，要贵生，宝贵自己的生命，不要"以隋侯之珠射千仞之雀"，这是一贵，生命之贵；还有一贵，是和为贵。不是和气生财的"和"啊，是和谐相处。自己的身体和心灵能够和谐相处，自己和别人能够和谐相处，自己和环境能够和谐相处。但是，又和而不同，不去受别人的同化，也不处心积虑同化别人，不和老虎在一起也变老虎，和老鼠在一起也变老鼠，而是和老虎在一起我还是我，和老鼠在一起我也还是我，但是老虎不吃我，老鼠也不咬我。这种和谐。

诺贝尔生理学奖得主伊丽莎白等总结出的长寿之道一度引起人们的关注，那就是：人要活百岁，合理膳食占25%，其他占25%，而心理平衡的作用占到了50%。

心理学研究发现：一个人在大发雷霆时，身体产生的压力激素，足以让小鼠致死。因此"压力激素"，又称"毒性激素"。就像《黄帝内经》说的，"百病生于气也。怒则气上，喜则气缓，悲则气结，惊则气乱，劳则气耗……"所以医病先医"心"。

现代医学也发现：癌症、动脉硬化、高血压、消化性溃疡、月经不调等，人类65%～90%的疾病与心理的压抑感有关。因此，这类病被称为心身性疾病。

确实如此，如果人整天焦躁不安、发怒、紧张等，令压力激素水平长时间居高不下，人体的免疫系统将受到抑制和摧毁，心血管系统也会由于长期过劳而变得格外脆弱。

而人在快乐的时候，大脑会分泌多巴胺等"益性激素"，这种益性激素能够让人心绪放松，产生快感，身心都很舒服，人体各机能也就能够互相协调、平衡，促进健康。

想要快乐，一方面是生活中要有一定的追求，有追求的人，会乐而忘忧，不知老之将至，而老也就真的来得慢了；另一方面帮助人也可以得到快乐，精神病流行病学专家甚至说：养成助人为乐的习惯是预防和治疗忧郁症的良方；另外，经营好家庭，保持家庭和睦；经营好社会关系，保持社会关系的良好和谐，这种良好的关系比吃水果蔬菜、经常锻炼和定期体检更加重要。

当身心和谐了，和外部环境的关系也平顺了，虽然一百二十岁这个天年的目标看起来有点远，但是可以有信心向这个目标努力了。

"黄帝问于岐伯曰：愿闻人之始生，何气筑为基？何立而为楯？何失而死？何得而生？岐伯曰：以母为基，以父为楯。失神者死，得神者生也。"

近几年来，修真小说特别流行，修真要经过好几个阶段，最基础的阶段就叫"筑基"。其实小说里的这个名词就是从道家来的，在道家气功的修炼中，入门后的第一个阶段便是筑基阶段。

所谓筑基，顾名思义就是打地基的意思。大家都知道，高楼大厦平地起，关键在于打好地基，地基打好了才能盖起大楼来，倘若地基不固，即便盖好大楼也会倾于一旦。现在都是机器打夯，以前是人力打夯，那时要许多精壮男子喊着号子，抬着石头，一下一下地往地下砸。一定要把地基打好，否则房屋不牢。

上学的时候，我们都说要打好基础，其实基和础是两个不同的词，基是地基，是土地下的那部分；础是石础，柱脚石，是底部的，出了土的，是土上面的那部分。现在没有柱脚石这一说了，以前老房子门前都有石础，也就是柱脚石。

楯，是栏干的横木，也就是立在石础上的那根木头桩子。

人初生为人的时候，谁给他做的地基，谁给他立的木桩？也就是谁给他提供的最基础的源源不断的先天能量，谁给他作为外在的屏障保护？

"何失而死，何得而生"，失去什么就算是死了，得到什么就算是活着，生死的标准是什么？

大哉此问，大哉此问。

我还以为就我小时候发神经，会夜里躺在炕上吓得发呆：

咦，现在我在这儿，那白天的那个我去哪儿了？刚才那个我去哪儿了？一秒之前那个我去哪儿了？我怎么来的？这个世界上怎么有了我了？死又是怎么回事？我死了是不是就什么都不知道了？哎呀呀好可怕……

毫不夸张地说，第一天晚上想到这里的时候是真的怕得发抖。这种阴影从十多岁一直跟随到成年以后，就像大太阳底下的一团化不开的阴影，想起来就觉得困惑，觉得阴冷。因为这个，不停读书，想要知道答案：怎么算死，怎么算生？

孔子的标准答案是："未知生，焉知死。"其实他可能也是没想明白，所以说儒家是非常现世化的哲学理念：活好这辈子就得啦，那些恍兮惚兮、虚无缥缈的东西，就不要再去追究了，所以他也讲究"子不语怪力乱神"，就是神神鬼鬼的话不要去讲，敬鬼神而远之，你只要好好活你这一世的人就可以了。

但是，怎么才能好好活这一世的人？孔子的主张是把这一辈子的生命去用在济世治国上面，至于探究人的生死本源，那不是儒家的本职工作；但是道家、医家却是需要探究人的本源的，这是它的使命。所以《黄帝内经》会通过黄帝之口，提出这么大的一个问题。

岐伯的回答是："以母为基，以父为楯。失神者死，得神者生。"

《三国演义》里，曹操手下有一员猛将夏侯惇。兖州之战，夏侯惇左眼为流矢所伤："阵上曹性看见，暗地拈弓搭箭，觑得亲切，一箭射去，正中夏侯惇左目。惇大叫一声，急用手拔箭，不想连眼珠拨出，乃大呼曰：'父精母血，不可弃也！'遂纳于口内啖之，仍复挺枪纵马，直取曹性。性不及提防，早被一枪搠透面门，死于马下。两边军士见者，无不骇然。"古人就是这样，特别讲究生身从来，一句话"父精母血"，所以"身体发肤，受之父母"，不可轻易毁伤，既然已经毁伤，干脆吃进肚子里去。

母亲给你提供了根基，父亲给你提供了像盾牌，也就是楯的那种保护。从根里讲，孩子底子壮不壮，寿命长不长，要看母亲；从表外讲，孩子彪悍不彪悍，外在表现壮实不壮实，要看父亲。

"失神者死，得神者生"，神到底是什么东西？这里的神不是指宗教观念中的神。《灵枢·小针解》说："神者，正气也。"广义的神，指的是人体生命活动的外在表现，神即生命；狭义的神指人的意识、思维、情感等精神活动。形神不能相离，所以《素问·上古天真论》有"形神合一"和"形与神俱"的说法。

《灵枢·本神》说："生之来谓之精，两精相搏谓之神。"可见神来源于先天之精；同时，神也需要靠后天精气的滋养，所以《灵枢·平人绝谷》又说："神者，水谷之精气也。"精生神，神御精，精足形健，形健神旺，精与神是有机整体。一个人精气神充足才健康，如果精亏气衰神竭，那就老了。

"得神者昌，失神者亡"，可见神对于我们的生命有多重要的意义。我们经常说"眼神""精神""神气"，一个人的神充足不充足，可以通过这些外在表现看出来。如果一个人眼神灼灼，精神十足，蹦蹦跶跶，十分神气，这个人就健康得不要不要的；如果一个人眼神是暗的，走路拖着步子，垂头丧气，一点精神都没有，那不用说，就算他身体上一时检查不出明显的病症，也是处于亚健康状态。

明代医家张景岳在《传忠录·神气存亡论》说："善乎神之为义，此死生之本，不可不察也……以形证言之，则目光精彩，言语清亮，神思不乱，肌肉不削，气息如常，大小便不脱，若此者虽其脉有可疑，尚无足虑，以其形之神在也。若目暗睛迷，形羸色败，喘急异常，泄泻不止，或通身大肉已脱，或两手寻衣摸床，或无邪而言语失伦，或无病而虚空见鬼，或病胀满而补泻 皆不可施，或病寒热而温凉皆不可用，或忽然暴病而沉迷烦躁，昏不知人，或一时卒倒即眼闭口开，手撒遗尿，若此者虽其脉无凶候，必死无疑，以其形之神去也。"

我们常说三魂七魄，其实这是道家的说法。

道家谓人有三魂：一曰胎光，二曰爽灵，三曰幽精。谓人有七魄：第一魄名尸狗，第二魄名伏矢，第三魄名雀阴，第四魄名吞贼，第五魄名非毒，第六魄名除秽，第七魄名臭肺。

民间常有给孩子叫魂的，说孩子着了惊吓，发高烧，哭闹不止，是丢了魂了，要拿上孩子穿过的衣服一边敲着铜盆一边绕着村子叫："张三回来，张三回来。"叫回来了，孩子就又能吃能睡，不哭不闹，蹦跳着玩去了。

三魂里面，爽灵是负责人的悟性、根器、天赋的，有的人天生就对音乐有悟性，比如莫扎特；有的人天生对数学有悟性，有的人天生对绘画有悟性，这都是爽灵的作用。

幽精是负责人的生殖的性欲、情欲之类。有的人失恋后失魂落魄的，失的是什么灵？就是幽精；结果后来傻呆呆的，也不会算数了，干什么也不好了，当会计的老算错账，跳舞的老踏错节奏，这是丢了爽灵了。

丢了这两个，倒不大要紧，你看看你周围的人，真就所有人都三魂俱在吗？就没有丢了一个俩的？这俩能丢，但是胎光不能丢，丢了很快就没命了。电影《黄连厚朴》里，有一个情节：于莲舫与丈夫离了婚，可为了向公公龚老爷子学习中医和帮助他整理皇室医案，仍然住在龚家老北京四合院里。龚老太爷祖上是御医，虽然儿子与儿媳离婚，可他还像从前一样对待于莲舫，两人的师徒关系很好。这天，同往常一样，正当他谈起黄连、厚朴两味中药的药性时，女婿任大伟带他公司的总裁来请老爷子看病，老爷子诊完脉却说出吓人的话："不用开药了，回去准备后事吧。"

为什么？因为老爷子通过诊脉，知道这个人的胎灵没了。神没了。

2017年3月12日，琼瑶在个人微博上发布了《写给儿子和儿媳的一封公开信》，把自己对亲人叮嘱的有关身后事的想法和要求等公之于众："不论我生了什么重病，不动大手术，让我死得快最重要！""将我尽速火化成灰，采取花葬的方式，让我归于尘土。""不发讣文、不公祭、不开追悼会。私下家祭即可。"

她首先在文中提到她发布这封公开信的起因："《预约自己的美好告别》是我在《今周刊》里读到的一篇文章，这篇文章值得每个人去阅读一遍。在这篇文章中，我才知道《病人自主权利法》已获通过，而且要在2019年1月6日开始实施了！换言之，以后病人可以自己决定如何死亡，不用再让医生和家属来决定了。对我来说，这真是一件太好太好的喜讯！"琼瑶写道，"活着"的起码条件是要有喜怒哀乐的情绪，会爱懂爱、会笑会哭、有思想有感情，能走能动……到了这些都失去的时候，人就只有躯壳，"我最怕的不是死亡，而是失智和失能。万一我失智失能了，帮我'尊严死'就是你们的责任！能够送到瑞士去'安乐死'更好！"

琼瑶在文中对如果自己生病家人该如何应对做出了"几不要"的要求，包括不动大手术，不进加护病房，不插鼻胃管、尿管、呼吸管，不实施气切、电击、叶克膜等急救措施："所有看到这封信的人都是见证，你们不论多么不舍，不论面对什么压力，都不能勉强留住我的躯壳，让我变成'求生不得，求死不能'的卧床老人！那样，你们才是'大不孝'！"

目前，这样的卧床老人真是很不少，有的只是用呼吸机维持生命，像这样的，其实看似活着，已经死去了，魂已经没了。失神者死。

除了以生理机制的标准判定的生与死，我们自己和周围的人，又有多少人处于活死人的状态呢？

我有一段时间爱看恐怖电影，就是鬼片。鬼片里的鬼，如果是眼神凶神恶煞、凶相毕露、嗜血残忍的，反而觉得不可怕；如果不论是人是鬼，眼神里都是空洞洞的，没有神采，这样的人，反而觉得可怕，就像眼睛看着的是极黑的深渊一样。

眼里没有神采的人，其实已经不算活人了。就算能吃饭穿衣干活，也只能算是一个"活死人"。这样的人，我见过。读书的时候，我的同寝爱上一个女孩子，爱得如痴如醉，可是那个女孩子不爱他。他给她写了一封缠绵至极的情书，还让我帮着参考，而她只简单回复了五个字："我不喜欢你。"他拿到回信的时候，手是颤抖的，嘴唇也激动地颤抖。我看得不耐烦，一把抓过来，替他撕开信封，随后那五个大字就出现在他面前。那一瞬间，我看着他的脸色唰一下变得惨白，身体微微晃动，好像风中的树叶；他眼里那种跳脱飞扬的神采一下了不见了，慢慢转身走开，步子拖着，脑袋低着，像一个风烛残年的老人。我亲眼见到一个男孩子怎样泯灭他的热情，变成一个小老头。他可是一个体育特长生。现在提起来我还感到心痛，他的神没有了。他真的当了两年半的"活死人"，直到高中毕业。此后我就再也没有听说他的消息。

黄帝曰帝曰：人之寿百岁而死，何以致之？岐伯曰：使道隧以长，基墙高以方，通调营卫，三部三里起，骨高肉满，百岁：何者为神？岐伯曰：血气已和，荣卫已通，五脏已成，神气舍心，魂魄毕具，乃成为人。

到底什么是神呢？

"血气已和"，血和气已经和在了一起，这说明血和气不是一个概念。

所谓"父精母血"，血是来自母亲的那一部分，气是来自父亲的那一部分，二者和在一起，表面看就是精子和卵子结合在一起，背后推动它们的是一股子能量，就是"爱爱"的力量。"爱爱"不是什么羞羞的事情，这个观点我们要转变过来，儒家讲究克己复礼，所以夫妻间的做爱也是"敦伦之礼"，是把它当成任务来完成，这样其实不太合适，它忽略了男女间美好的感情；而美好的感情自会带来美好的性爱体验，这种力量推动着父精母血的结合。

一本叫作《与神对话》的书里，对于阴阳和两性关系也以神的口气，以和一个叫作尼尔的凡人对话的形式，做了精彩的演说：

"神：我在一切事物中都置入'阴'与'阳'，同样，我创造了两性！这'雌'与'雄'乃是阴与阳的一部分。这是你们所居住的世界对阴与阳的至高形式的表现。

两性是阴与阳……的赋形。是许多赋形之一。

阴与阳，这里与那里，此与彼，……，上与下，热与冷，大与小，快与慢，物质与反物质……

这一切，都是你们为了体验生活所必需的。

尼尔：我们称为性能量的这种东西，要如何才能做最好的表达呢？

神：以爱。以坦荡。

以游戏。以欢乐。

以活泼。以热情。以神圣。以浪漫。

以幽默。以自发。以动人。以创造。以不羞。以感觉。

而当然，以经常。

尼尔：有些人说，人类性生活唯一合法的目的是生殖。

神：胡说。生殖是人类大部分性经验的快乐后果，而不是合理的前提。认为性只是为了制造小孩，这种想法过于无知，而据此认为最后一个小孩怀孕之后，就应当停止性生活，则比无知更糟。它蹂躏了人的天性——这天性是我给予你们的。"

性的表现是永恒的吸引过程不可避免的结果，也是有韵律的能量之流不可避免的结果，而这能量之流是一切生命的燃料。

我在一切万物中都注入了能量，使其将讯息传遍宇宙，每一个人，每一个动物，每一棵植物，每一块石头，每一棵树——一切有形之物都送出能量，正如无线电发报机。

现在，你正在送出能量——发散能量——从你的生命中心向所有的方向发射。这能量——也就是你——以波的方式向外运动。能量离开你，透过墙壁，越过山岭，掠过月球，进入永远。它永不止息。"

是不是很奇妙？血气相和，不仅仅止于父精母血的相和，而且还在于推动父精母血相和的那两股能量的相和，这才是真正的血气相和。

"荣卫已通"，也叫"营卫已通"。荣指血的循环，卫指气的周流。荣气行于脉中，属阴；卫气行于脉外，属阳。荣卫二气散布全身，内外相贯，运行不已，对人体起着滋养和保卫作用。对于受精卵来说，营卫通了，胎儿就逐渐成形了，"五脏已成"，各个脏器都已经长成了。

那么，什么叫"神气舍心"呢？

《灵枢·本神》里说"生之来，谓之精，两精相搏谓之神"，也就是说，刚开始气血相和、父精母血相结合的时候，神就已经有了。但是那时候只有一个神，还没有心，所以这个神，也就是这股子能量，还在那个小小的细胞里面存着。直到三个月后，神待得稳当了，随着胎儿发育，脏器都有了，它就跑到心里面待着了，就像待在自己的屋舍里一样，所以叫"神气舍心"，也就是神气舍于心的意思。所以我们的心是藏神的，一说心神不定，就是心气浮动，神也跟着浮躁不安，定不下来。什么时候心定了，神也就定了，这个人就稳当了，不毛手毛脚，顾头不顾尾了。

"魂魄毕具"，魂魄非常具有神秘色彩甚至在人们的印象中具有迷信色彩的说法，事实上，它是中医的一种说法，是我们本身具有的。这个如果按照西方的唯物质论调，说不通，因为看不见，就是神和气也看不见一样，但是它们确确实实存在。

魂魄指人的精神灵气，古代认为魂是阳气，构成人的思维才智；魄是粗粝重浊的阴气，构成人的感觉形体。魂魄（阴阳）协调则人体健康。人死魂（阳气）归于天，精神与魄（形体）脱离，形体骨肉（阴气）则归于地下。魂是阳神，魄是阴神，道教有"三魂七魄"之说。

前面已经说了三魂，那么，七魄是哪七魄呢？道经中七魄名曰：尸狗、伏矢、雀阴、吞贼、非毒、除秽、臭肺。

这七魄的功能在他们的名称之中就有暗喻：

尸狗：人的反应系统称之为尸狗。

伏矢：人的消化系统功能，如排除粪便、健康的肠道功能等。

雀阴：人的生殖系统功能。

吞贼：人内部的清洁系统名曰吞贼。

非毒：人体内部的调节功能名曰非毒。

除秽：人体内部的排泄系统名曰除秽，如泌尿系统。

臭肺：人的呼吸系统功能，主管人的呼吸调节。

《内观经》曰："动以营身之谓魂，静以镇形之谓魄。"《左传·昭公二十五年》："心之精爽是谓魂魄；魂魄去之，何以能久？"又《昭公七年》："人生始化曰魄，即生魄，阳曰魂；用物精多，则魂魄强。"孔颖达疏："魂魄，神灵之名，本从形气而有；形气既殊，魂魄各异。附形之灵为魄，附气之神为魂也。附形之灵者，谓初生之时，耳目心识、手足运动、啼呼为声，此则魄之灵也；附所气之神者，谓精神性识渐有所知，此则附气之神也。"

若按西方现代科学和医学的论调，魂魄是不存在的，人就是一堆物质，活着时是这堆物质起作用，死后就不起作用了，就尘归尘，土归土。但是，现在西方也研究魂魄这种东西，也有人通过催眠术来帮人寻找前世。

出于好奇，我也读了一些这方面的书，其中有一本书，是一个医生写的，他记述了给一个叫凯瑟琳的女人做催眠的经过：

"当我担任迈阿密一家医院的精神科主作一年左右，凯瑟琳被介绍来就诊。她年近三十，来自新英格兰，是虔诚的天主教徒，对天主的信仰从未动摇。她深受恐惧、惊慌、沮丧、重复的噩梦所折磨，这些症状跟了她一辈子，而且愈演愈烈。

经过一年多的传统治疗，她的严重症状依然如故。而我认为，经过这段时间的悉心诊治，她的病情应大幅改善才对。按理说，她是医院实验室的化验员，对于治疗应该有能力自动配合。而且，基本资料中也看不出她会是个棘手个案，反而，她的背景显示，她很容易诊断。由于凯瑟琳长期患有呕吐与窒息恐惧症，拒绝服用任何药物，因此我无法给她焦虑药物或镇静剂，这些药物是我行医多年专门对付像她这种症状的患者。还好，她的排斥反而是一种契机，只是我当时无从体会。

最后凯瑟琳同意试试催眠治疗，这是一种集中精神的方法，回溯她的童年记忆，找出被压抑或被遗忘的创伤，我认为，我一定是她目前症状的病根。

凯瑟琳顺利进入深沉催眠状态，并开始忆起意识无法回想的过去事件，她想起被人从跳板推落泳池，呛了好几口水而窒息。她也想起在牙科诊所里，有人把防毒面具罩住她的脸，让她吓得半死。

然而最糟的是，她想起3岁时曾被酗酒的父亲胡乱抚摸，说不定在她更小的时候就有如此不良记录。我必须再追究下去。

接下来的那个星期，我再度让凯瑟琳进入深沉的催眠状态。不过这一次我刻意不从旁指导，让她自由发挥。

'请回溯到造成症状的时代里。'我提示她。

我期望凯瑟琳再度回到童年。

哪想到她横跨四千年，回溯到古代近东地区的前世，在这一世中，她有不同的形貌、不同的发色、不同的名字。当时的地形、服饰、日常用品她都记得清清楚楚。她回想起这一世中的许多事件，最后被洪流吞噬，怀抱中的婴儿也被大水卷走，凯瑟琳死了，飘浮在肉体之上，整个死亡过程就是库伯罗丝博士（Dr. Elisabeth Kuebler-Ross）、慕迪博士（Dr. Ray-mond Moody）、林格博士（Dr. Kenneth Ring）所研究濒死经验的翻版（他们的研究详情我们随后会讨论到）。然而，凯瑟琳从未听说过这些研究者的名字，也不知道他们的研究成果。

催眠中，回想另两个前世，她曾是十八世纪的西班牙妓女；她曾是希腊妇女，这一世比近东地区那一世晚了数百年。

我非常震惊，也很怀疑。执业这些年来，我催眠过数以百计的人，从没发生这样的事。我已经诊治凯瑟琳一年多了，了解她不是严重的精神患者，不会产生幻觉，也不是多重人格，极不易受暗示所影响，也没有滥用药物或酗酒。我推想，她的'记忆'一定是由幻想或梦幻般的内容所组成。

不过事情有了奇妙转变，凯瑟琳的病状竟然戏剧性改善，我知道，幻想的内容不可能产生快速而良性的疗效。日子飞逝，随着催眠回想前世而日渐消失。不出几个月，她竟不药而治。"

看来，这个世界上，有很多神秘的谜题等待着人们来解答。有一次，我坐着车从城的一个非常陌生的路段经过，那一瞬间，心有所动：此时的情景怎么如此熟悉？还有一次，在会议室开会，气氛比较轻松，有一个人说了一句话，我马上就知道另一个人要接上去，而且也知道他要说什么话。结果果真如此。我问他们："你们两个人的这两句对话，以前说过没有？"他们摇摇头，一致否认，说从来没有。我就不说话了。据说这种提前预知的情况很多人都有，也提出形形色色的解释。当然，没有过硬的证据，也都不足采信。

无论怎样，我国的中医理论，从远古的黄帝时代，就已经阐明魂魄的存在了。《黄帝内经》云："五藏：心藏神，肺藏魄，肝藏魂，脾藏意，肾藏精志也。"

总的来说，胎儿出生之前，三魂七魄都全了。这时候，才算成人形了。

那么，是先有的物质，还有先有的灵魂？是物质产生了灵魂，还是灵魂产生了物质？这是千古疑问，至今没有定论，感兴趣的朋友可以试着从中医的角度做一做研究。

古印第安人有一句谚语，说"别走得太快，等一等灵魂"。一个西方考察队到神秘的原始森林探险考察，请当地土著印第安人做向导。走了三天后，向导让队伍停下，休息一天，说："我们走得太快了，灵魂跟不上来，需要停下来，等一等灵魂。"

要这么说，他们在原始森林里能走得多快？还要等一等灵魂，我们的生活节奏比原始森林快不知道多少倍，是不是更应该停下来等等灵魂——如果灵魂真的存在？

中国的传统生活方式就是一个字：慢。《儒林外史》写到两个低级佣工："日色已经西斜，只见两个挑粪桶的，挑了两担空桶。歇在山上。这一个拍那一个肩头道：'兄弟，今日的货已经卖完了，我和你到永宁泉吃一壶水，回来再到雨花台看看落照。'"货卖完了也不急着赶回家，哪怕面临的生活压力再大，也没有磨灭他们缓慢、悠闲的情致。

而陶渊明之所以辞官归隐，就是因为官场的生活节奏太快，人太浮躁，太功利，不宜养心，于是他才回到家里，过他那隐士般的、理想中的"慢生活"：自斟自饮地喝一点小酒，闲晃到小屋的南窗看看窗外景色，随意步入园中，抬头看看天上流云，伸长脖子看看云外飞鸟，手流连在孤松身上，不知不觉，已天色当晚。

古人吃饭、走路都是慢的，读书也慢，所谓"纸屏石枕竹方床，手倦抛书午梦长"，兴致来了便读，读困了便睡，不会强撑着眼皮，把东西一股脑硬往脑子里塞，塞进去也消化不了，憋得痛苦难耐。"头悬梁锥刺骨"都是为了赶科考等功利目的，真正爱读书的、做学问的，反而不会这么干；写作尤其是慢。曹雪芹一生只写一本书，就这一本书，"披阅十载，增删五次"，结果成就现在一个文学大流派："红学"。

古人的爱情也很慢。如果说李商隐的《无题》："身无彩凤双飞翼，心有灵犀一点通。隔座送钩春酒暖，分曹射覆蜡灯红"是两个有情人的节奏缓慢地玩暧昧；那么柳永的名篇《雨霖铃》："……执手相看泪眼，竟无语凝噎。念去去、千里烟波，暮霭沉沉楚天阔。多情自古伤离别。更那堪、冷落清秋节。今宵酒醒何处？

杨柳岸晓风残月……"便是两个确定关系后的恋人分别时的千般不舍,万般挂念;而李商隐的"君问归期未有期,巴山夜雨涨秋池。何当共剪西窗烛,共话巴山夜雨时"呢,便是结为连理的夫妻相隔异地时长长久久的思念。

古人信奉"读万卷书,行万里路",所以他们对旅游的热衷丝毫不亚于现代人。虽然没有交通上的便利条件,胜在心态悠闲。公元848年9月,杜牧从浙江出发,要到长安当官,一路上也不着急,游游山玩玩水作作诗,抵达目的地已经是12月,真有闲情逸致。

朋友之间,交往也慢,既随意,又悠闲。在一则小故事里,有一个人去很远的人家做客,结果等他到的时候,主人正睡觉,他就坐在门口等主人出来,等着等着,他自己也睡着了。主人出来一看,客人在睡,哦,别叫醒他了,我也继续睡吧,于是他也坐在一边睡着了。结果客人醒来一看,哦,主人来迎接我,又睡着了,那我也继续睡吧。就这么,一天过去了,天黑了,客人也就回家了。主人和客人之间,就被一种淡然、随性的友情萦绕。

古时候邮寄信件也慢,一封信件发出,驿站一站一站递转,不知道多久对方才能收到。消息慢慢行走在千山万水之间,一头连着递者的思念,一头连着受者的思念,时间越长,发酵时间越久,思念越醇厚。而思念之后的相见，分外激动与温暖。

明人刘侗在《帝京景物略》中记载一件趣事："日冬至，画素梅一枝，为瓣八十有一，日染一瓣，瓣尽而九九出，则春深矣，曰九九消寒图。"一幅画，一直画九九八十一天，日子也慢，心也悠闲，才有心思一笔一笔画梅瓣。

而慢生活中的诗意无处不在，就像张潮在《幽梦影》里所说："春听鸟声，夏听蝉声，秋听虫声，冬听雪声。白昼听棋声；月下听箫声；山中听松风声；水际听欸乃声，方不虚此生耳。"

想想看，我们有多久没有侧耳倾听过鸟声、蝉声、虫声、雪声、棋声、箫声、水声、橹声、风声、雨声了？之所以没有听，是因为我们步调不肯慢，心态不肯闲；快快吃完，快快工作；快快干完，快快休闲；快快读完，快快卖弄；快快爱完，快快结婚，十足的煞风景。

曾经有一个问题："你是来生的，还是来死的？"若回答是来生的，那就选择慢生活吧；如果回答是来死的，那只管去快，最终身心俱疲，一路"奔死"，头也不回。人心是枝头的花，过快的生活节奏最容易吹落了它。

"黄帝曰：人之寿夭各不同，或夭或寿，或卒死，或病久，愿闻其道。"

黄帝问的，也是我们都想知道的。有的人长寿，有的人夭折，有的人猝死，有的人缠绵病榻，到底是怎么回事？

为什么有的人健康但不长寿，有的人长寿但不健康，有的人既健康又长寿，有的人既不健康又不长寿？

"岐伯曰：五脏坚固，血脉和调。肌肉解利，皮肤致密。营卫之行，不失其常。呼吸微徐，气以度行。六腑化谷，津液布扬。各如其常，故能长久。"

五脏坚固，指的是五脏"藏精气而不泄"，能藏得住精气，不一个劲地漏泄。

"血脉和调"，就是血气调和，你少了我就多一点儿，你多了我就少一点儿，总之是维持一个总量平衡。

"肌肉解利"，肌是用来发力的肉，肉是用来放松的肌。"解"通"懈"，就是该放松的时候，能放松得下来；该紧绷用力的时候，能使得上劲。

"皮肤致密"，皮是表皮，我们的表皮是有纹理的；肤是皮下脂肪。现在流行减肥，一说减肥就是光减体重没用，要减脂肪，所以脂肪几乎成为所有爱美女性的头号公敌。可是没有脂肪，这人就不能看了。皮下有脂肪，透出去，给人的感觉是那样晶莹剔透，光彩宝色，这才是漂亮的。

那个伺候慈禧的老宫女回忆她们在清宫里头怎么保养自己："说书的管我们叫宫娥彩女，正当职业好像就是搽胭脂抹粉。其实并不是这样。我记得从前跟您说过，我们宫廷里头讲究的是珠圆玉润，可以说这是美的标准，并不是大红大绿。宫廷风度，不论皮肤或穿的、戴的，要由里往外透着柔和滋润。这话很难说清楚，譬如搽粉吧：我们白天脸上只是轻轻地敷一层粉，是为了保护皮肤。但是我们晚上临睡觉前，要大量地擦粉，不仅仅是脸，脖子、前胸、手和臂都要尽量多擦，为了培养皮肤的白嫩细腻。这不是一朝一夕的功夫，必须经过长期的培养才行。我们宫里有句行话，叫'吃得住粉'，就是粉擦在皮肤上能够融化为一体。不是长期培养是办不到的。有的人脸上擦粉后，粉浮在脸上，粉底下一层黑皮，脸和脖子间有一道明显的分界痕迹，我们管这个叫'狗屎下霜'，要多难看有多难看。我们的皮肤调理得要像鸡蛋清一样细嫩、光滑透亮。"

皮下有脂肪，皮和肤都致密，才有这个珠圆玉润的效果。不能乱减肥，减得皮下脂肪没了，表层皮肤也松弛了，内分泌也紊乱了，骨瘦如柴，气色又差，能好看到哪儿？

"营卫之行，不失其常"。"营"，指的是气血在血管里面流动，"卫"指的是细胞间，保卫我们自己的那个气。营卫的运行要正常、顺畅。

"呼吸微徐，气以度行"，呼吸就是吐纳，有的人喜欢猛地一张嘴巴，大喘一口气，这就不是微徐。健康的人吐纳是徐缓的，不健康的人，呼吸会很粗重，还会大喘气。就拿我自己来说，有一阵子就是不自觉地唉声叹气，就是深吸一口气，再重重地叹出去，这是肝气郁结的原因，那阵子心情郁闷。

"六腑化谷，津液布扬。"六腑指的是胃、小肠、大肠、膀胱、胆、三焦，六腑把吃进去的谷物分解转化，用来给养身体。体液要在身体里流布开来，渗透全身。我们的眼睛、鼻子、嘴巴、头发、皮肤等，都要有体液的滋润。

"各如其常，故能长久"。一切都很正常地运行着，该怎样就怎样，这样才能够活得长久。

这已经涉及一个哲学命题了。好多人都厌旧求新，厌常求变，事实上，一切让它正常运转着，这是很难能可贵的。不光是人的身体，心理也是如此，社会也是如此，世界、宇宙莫不如此。

我不懂绘画，所以第一眼看见挪威画家爱德华·蒙克的《Scream（尖叫）》的时候，着实吓了一跳。不安的线条、地狱般的色彩、焦虑和恐惧的人；痛苦欲喊无声，生命只能在张大了尖叫的嘴巴中找到出口。

　　一个写诗的朋友半夜两点打电话，说我得了忧郁症了，救救我。喝过酒的声音扭曲了，听上去痛苦不堪。他有房有车，还有个好老婆——看来人的心理状态真的不是生存状态可以决定的。这一刻感觉他就像画布上那个人，捂着耳朵，既几乎听不见那两个远去的行人的脚步声，也看不见远方的两只小船和教堂的尖塔，一个完全与现世隔绝的孤独者。

　　看来人无论走到哪一步，哪怕到了巅峰，一样会存在孤独，甚至越是攀爬得高，这种精神的危机越致命。可是无论怎么致命，人都是包在一个铁壳子里，或者像下锅煮的螃蟹，五花大绑，是那种连喊都喊不出来的苦处，据说这就叫教养和风度。于是现代人的尖叫都异化了，变成婚外恋、摇头丸、看恐怖电影、醉酒当歌。我感谢画布上的这个人，他帮我们完成了各自的尖叫。

　　走在路上，行人熙熙攘攘，却没有一个人有和自己相合的气场。人与人之间的关系大概就是这样，隔河相望，无苇可渡。所以你看画布上那扭曲的桥上人，双手捂面，目光无着，脸和嘴巴都被无限拉长，继而融入天空暮色的大旋涡，跟诚恐惶恐的鬼似的，因为存在的迷失境地而惊骇着。然而尖叫者身后有两个衣冠楚楚的人走过，对他毫无同情，甚至好像听不到任何叫喊。

除非自救，无法解脱。

有位作家说："有时我奇怪，所有那些不写作、谱曲或画画的人是怎样做到得以逃避发疯、忧郁、惊恐这些人类境遇中总是存在的东西。"换句话说，人类境遇中总是存在着这些忧郁、孤独、惊恐的原始情绪，但又可以通过写作、谱曲、画画、种土豆、绣花等无数选择纾解。所以凡·高的画和卡夫卡的小说反倒是一种内在情绪的外化与宣泄，如果不去画画，不去写小说，可能他们还会有一个更坏的结果。我也相信，虽然史铁生的《我与地坛》里充满了孤独与寂寞，但是在写出来的那一刻，他是平静的。在病苦中想起地坛里的雨燕高歌，土坷垃也蒙上一层金色的光线，和那些苍黑的古柏，和草木泥土的气味，即使缠绵床榻，心里也升起一片清明的安宁与平和。

所以当这个朋友再来"夜半歌声"，并且很认真地跟我说："诗歌害了我，诗歌让我孤独寂寞，我以后再也不去写诗了。"我就更加认真地说："写下去吧，如果不写的话，你会'疯'得更厉害的。"就像爱德华·蒙克，亲人丧亡，打击深重，若不把心中郁积的体验涂抹在画布上，谁也不会知道最坏的结果是什么。

一直觉得人分三种，海陆空。大部分是"陆军"，脚踏实地，柴米油盐；一少部分是"空军"，灵魂在天上飞，湛蓝、明亮、丰盈，像丰子恺和李叔同；还有更少的一部分人却是潜水艇，在深海幽禁，迷失、昏暗、看不见光线，比如凡·高和卡夫卡，还有画《尖叫》的蒙克。也就是说，在投身艺术的过程中，有人上升了，有人下沉了。

无论上升还是下沉，做鱼还是做鸟，投身艺术必将耗尽精神和生命，远离烟火红尘即需承担天上地下的清冷，都不如做一个平平凡凡的人来得幸福。反正世界永远存在，天海永远摆在那里，人却并不能永生，那么，又何苦非得上天入地，横渡荒寒寸草不生的沼泽？许多事物庸用人为，自有天开。所以我更愿意看到朋友略有点墨，又能老老实实踏住脚下这一小片地面，体壮而健，心怡而康，然后放眼四望，一切如常，抬头看得见星光，低头看得见海洋。

这是做人层面，从身体层面来讲，相信我们都有体会，本来好好地吃饭上班，突然一个事件发生，心急火燥，等事情处理完了，你会发现吃饭的胃口也没了，嘴巴干得冒火，鼻子里都感觉在冒火，好几晚上睡不好觉。等好不容易调整过来，走着走着路，啪，摔一跤，爬起来觉得无大碍，继续该干吗干吗，该去哪去哪，然而，你会发现，本来想去吃饭的，却一点胃口都没有了，有敏感的人甚至都觉得五脏移位似的，晃里晃荡的。这都是身体受了震动，内部各种机能也受了扰乱，暂时不能维持常态的原因。

深山里的修行者，甚至是穷乡僻壤里的那些不识字的老人，一方面吃的喝的不受污染、空气不受污染，另一方面饮食有度，起卧有时，劳作有节，就像太阳和月亮一样，每天都正常地东升西落，不受外界纷杂的干扰，身体和心理始终保持一个常态，到最后，甚至死亡都把他们给忘了，于是他们就能够长寿了。

徐文兵先生提出一个论点，说闭目养神是长寿最简单的秘诀。因为你的面部有七窍，人的心也有七窍，也就是我们所说的"七窍玲珑"。面部七窍是外七窍的话，心窍就是内七窍。这七窍就是窗口，是人用来和外界交换信息、能量、物质的。

原本天地混沌一片的时候，是没有七窍的，《庄子·应帝王》篇中讲了这么一个故事：南海之帝为倏，北海之帝为忽，中央之帝为浑沌。倏与忽时相与遇于浑沌之地，浑沌待之甚善。倏与忽谋报浑沌之德，曰："人皆有七窍以视听食息，此独无有，尝试凿之。"日凿一窍，七日而浑沌死。

七窍全了，混沌死了，也就是人开始变得精明起来，不再一片糊涂了。可是糊涂其实是一种很好的境界，所以郑板桥才说"难得糊涂"。怎么才能再回到那种糊涂、混沌的境界呢？老子《道德经》第十二章中说："五色令人目盲，五音令人耳聋，五味令人口爽，驰骋田猎令人心发狂，难得之货令人行妨。是以圣人为腹不为目，故去彼取此。"

说白了，就是捂住眼睛，不看；堵住耳朵，不听；闭住嘴巴，不贪吃；管住心神，不贪玩；管住欲念，不贪心。少看、少听、少吃、多休息，这一点，最简单的做法就是放下手机、关掉音乐，闭目养神。

黄帝曰：人之寿百岁而死，何以致之？

岐伯曰：使道隧以长①，基墙高以方②，通调营卫，三部三里起③。骨高肉满，百岁乃得终。

黄帝曰：其气之盛衰，以至其死，可得闻乎？

岐伯曰：人生十岁，五脏始定，血气已通，其气在下④，故好走⑤。二十岁，血气始盛，肌肉方长，故好趋⑥。三十岁，五脏大定，肌肉坚固，血脉盛满，故好步⑦。四十岁，五脏六腑十二经脉，皆大盛以平定。腠理始疏，荣华颓落，发颇斑白，平盛不摇，故好坐。五十岁，肝气始衰，肝叶始薄，胆汁始减，目始不明。六十岁，心气始衰，苦忧悲，血气懈惰，故好卧。七十岁，脾气虚，皮肤枯。八十岁，肺气衰，魄离，故言善误。九十岁，肾气焦，四脏经脉空虚。百岁，五脏皆虚，神气皆去，形骸独居而终矣。

黄帝曰：其不能终寿而死者，何如？

岐伯曰：其五脏皆不坚，使道不长。空外以张，喘息暴疾。又卑基墙，薄脉少血，其肉不石。数中风寒，血气虚，脉不通。真邪相攻，乱而相引⑧。故中寿而尽也。

注释

①使道隧以长：人中沟深而且长的意思。使道，指人中沟，马元台："使道者，水沟也（俗云人中）。"

②基墙高以方：有三说：一指明堂。基墙高大方正，为长寿的表现。如杨上善："鼻之明堂，墙基高大方正，为寿二也。"二指面之地部为基，即地阁部位，墙是指蕃蔽而言。高以方，是指高厚方正的意思。三指面部而言，骨骼为基，蕃蔽为墙。

③三部三里起：一说指面部的上、中、下三停。起，是高起而不平陷的意思。马元台："面之三里，即三部也，皆也耸起。"三部，即上中下三停。一说指身之上、中、下三部。三里，指手足阳明之脉，皆起发而平等。张志聪："三部者，形身之上中下；三里者，手阳明之脉，皆起发平等也。"

④其气在下：气，指人体生长的气，藏于肾，自下而升。人生十

岁，此气刚开始兴盛，是生长发育的开始，所以说其气在下。

⑤走：跑跳。

⑥趋：快走。

⑦步：行走。

⑧真邪相攻，乱而相引：正邪相互斗争，使气血紊乱，不能祛邪外出，反而引邪内入。

纪老师说 ●●●

"黄帝曰：人之寿百岁而死，何以致之？岐伯曰：使道隧以长，基墙高以方，通调营卫，三部三里起，骨高肉满，百岁乃得终。"

人活一世，少有不想长寿的。问题是，怎么才能长寿，而且，还是活到百岁才死的这种长寿？

什么样的人能够长寿，从表面也能看出来。这个本事妲己就有。《封神演义》里，纣王宠信妲己，欢宴无度。一天在摘星楼上喝酒，时值隆冬，天寒地冻，远远地看见岸边有几个人要渡河，老年人把裤腿一挽就下了水，年轻人却在岸边徘徊，不敢下水。纣王奇怪："河水冰寒，老人不怕冷，年轻人却怕冷，这是什么原因？"

姐己说："我听说人生一世，得父精母血，方得成胎。若父母在年轻时生子，父母身体强健，生下的孩子气脉充足，髓满其胫，岁数大了也能够耐寒。如果父老母衰时才有子，他们的孩子就会气脉衰微，髓不满胫，不到中年就开始怕冷怯寒。"纣王不信，姐己就怂恿他把渡河老年人和少年人捉到楼下，砍断他们的腿验证，果然老年人的骨髓是满的，少年人的骨髓不满。

姐己是用的妖法，岐伯用的可不是妖法，他是用的相面术。

相面术在许多古老的国家和民族都曾经盛行，我国的相面术最早产生于氏族社会，完善于春秋战国时代。它主要是通过察看一个人脸部的某些特征，来判断对方的命运吉凶和身体状况。

相面这个行业，真是很古老，流传下来的故事也很多。说是有一次，宋太宗召高僧为他的儿子们相面，当时寿王赵恒没有到场。高僧看了一遍，说："遍观诸王皆不及寿王。"太宗诧异："你都没见过他，怎么能说这话？"高僧说："我虽然没见寿王，但是我看见他门下的三个仆人了。这三个仆人从面相上看都是将相之才，何况主人？"赵恒就是后来的宋真宗，他的三个仆人张耆、杨崇勋、郭承佑后来两个做了宰相，一个做了枢密使。

到了宋真宗这一代，当时有一个宰相叫王钦若的，周岁时他家里人请一个道士替他看相。道士看了，说：此子年少登科，异日官居一品。在这个道士之前，他家里人已经请好几个算命先生来替他算命，其中一个为他批命："此子年少登科甲，中年累官至宰辅，名闻天下，面貌清秀，难免有破相；其人应短小，秉性又倾巧。智慧过人，可惜好道怪诞；一生为人不诚，为官不清。命中注定，美中不足！世运所趋，贤人受厄。"王家是听说这孩子将来会破相，心里忧虑，所以才又请了这个道士替他相面，问他以后会何时破相，怎样破相。这个道士说，我只能从这孩子直冲天庭的高鼻，看出这孩子将来必是大贵，别的现在看不出来，小孩子相局未定，要周岁以后才能看得更深一些。

　　王钦若后来年少登科，做官做到司空门下侍郎，到宋真宗天禧年及仁宗天圣年果然两度为相。也果然生得身材短小，其貌不扬，脸虽清秀，脖子上长一个肉瘤，这算是破相了。宋史载："王钦若状貌短小，项有附疣；然智数过人，每朝廷有所兴造，委曲迁就以中帝意。又性倾巧，敢果矫诞，招纳脏贿。真宗封泰山，祀汾阴，天下争言符瑞，皆钦若及丁谓倡之。"这人人品不好，果然是为官不清，使贤人受厄——范仲淹、欧阳修的被贬，就是贤人受厄了。

再说一个更神的。郑国有个神通广大的巫师叫季咸，给人看相，说人三更死，人就活不到五更。列子对季咸十分崇拜，回去跟导师壶子说季咸多么厉害，壶子说："你叫他来给我看看相吧。"

第二天，列子就把季咸请来了。季咸看了壶子的面相，一言不发，出门才跟列子说："给你老师准备葬礼吧，他连十天活头都没有了。他的面相如同死灰泼水，生机全无。"列子很难过，回去跟壶子说："季咸说您命不久矣。"壶子说："刚才我把心境调整到寂静的状态，生机全部堵塞，他才看着我是死相。明天让他再来看看吧。"

第三天，列子又请季咸来看，季咸一看，高兴了："你老师的生机复苏了。"壶子听了列子转告的季咸的话，说："不错，我把生机表露出了一线，他看出来了。明天再请他来。"

到了第四天，季咸看了，疑惑地说："你的老师今天精神恍惚得很，看起来心神不定的，我什么也看不准。"壶子对列子解答说："我刚才让他看的是太虚境界，无迹可寻，他当然什么也看不准。"

到了第五天，季咸又来给壶子相面，结果一看就跑得一溜烟，撵都撵不上。列子问老师："您给他看什么了，他怎么跑得比兔子还快？"壶子呵呵地笑："刚才，我跟他周旋应变，随风而动，顺水而漂，他根本无从琢磨，所以吓跑了。"

就好像高手过招，相面的人被被相的人给耍了。

这些都是有真本事的。

跑江湖耍把式卖艺的，其中专有一支算卦、相面、看风水的，用江湖行话来说，叫"中点"。分开的话，相面的叫"饯巾"，又叫"票金"。这个行业，可就是真假相混，有真有本事的，也有靠蒙事唬人的。

《江湖丛谈》里谈到天津三不管地带的"饯巾"："饯盘的生意，有两个高明的、安坐子的最好。来了相面的人，他一见面就知道人的内心有什么事。几句话教人心服口服，如遇仙人。江湖的人们常说'把现簧儿，高绪斋第一'（管瞧当时的心事，调侃叫'把现簧'）；在街上作'干跺脚的，最高是刘五先生'（江湖人管相面的人，不用桌凳，不使棚帐，只凭他空人一个，往墙根下一站，拿管铅笔，给人相面就挣钱，说行话，叫'做干跺脚的生意'）。"那刘五先生"长得身量高，面庞儿大，人式很压点，'朵儿又清'（江湖人管字眼好，有学问，调侃叫'朵儿清'），又'攥尖儿'（江湖人管读透了《相管衡真》《大清相法》《麻衣相》《柳庄崔》《三世相》，调侃叫'攥尖儿'），使人情做生意，永远不'点鼓'（江湖人，管没人和他们打架，没人和他们争吵，调侃叫'不点鼓'）。每天到下午，只要往墙根一站，立刻人就围上。行话叫自来年子'顶点数'，那天亦挣一两元钱（江湖人，管相面的主顾，一拨挨一拨，接连不断地谈相，调侃叫'顶点数'）。除了下雨下雪天，不能挣钱，好天好日的，永远那样挣钱。在那个年头，要每天能挣一两元钱，能比现在挣七八元还好。"

刘五先生带了两个徒弟，一个实诚厚道，一个奸诈诡谲。奸诈诡谲的那个，名叫云霞子，自早年拜刘五先生为师。"他学会了生意，就不愿意做地上的买卖。往津、沪、汉、烟、济等商埠码头，各大旅馆、各大饭店挂牌相面。遇见通达事务，懂得社会里一切诡诈事的人，他设法敲诈，挣个迎门杵了事。有做亏心事的人就诈一下子。他手段很是毒辣，眼前快乐，不到十年，他自己就患起'丢子'（江湖人管疯人，调侃叫"丢子"）。"大家都说，他是做亏心事，敲诈人太多了，作的，有因果报应。

有没有因果报应这个我们不管，反正相面的人心术要正这样才行——各行各业心术都要正，否则好面相也没用。

我认识的两个人，这辈子有雄心，面相也不差，方头阔脸，鼻直口方，但是我敢说，不会有什么大出息、大发展：一个人长年打压别人，搞得别人怨声载道，一有机会就给他在领导那里"下鼓"，说他坏话，从我认识他到现在，十几年过去，他始终是一个单位的万年老二，望穿秋水想转正，就是转不了正，没办法。一个人贪婪，爱占小便宜，同科室的人的加班费、差旅费他都贪墨——本来也没几个钱，他就是贪。我是看着他从单位的办公室副主任兼科长给撸成一个小科长的。他贪墨这俩钱儿不要紧，臭名远扬，偏偏又功名心极重，结果提拔无望，整天郁郁寡欢。这两个人的面相和前些年相比，也确实是差了好些，一方面是年龄大了的缘故，另一方面是心境阴寒的缘故，面上也不是一团和气，让人颇有点敬而远之的味道。

　　这就是普通人的普通相面术，很简单，也很直观。

　　说回这刘五先生，带了好几个徒弟，除了一个心地实诚的，别的都没有好结果；他自己也没有好结果。引用《江湖丛谈》里的话来说："不怪江湖人常说：'多挣钱，多作孽！若是为商家，讲本图利，多挣钱，亦没事吁！我劝没能为的金点门，虽不能多挣，顾得住衣食，就不用为那伤攒子、翻钢叠杵、挖点的手段了。刘五先生师徒，就是前车之鉴。苦海无边，回头是岸。"

最近，心理学家开始重新探索面相与人格之间的关系，一些研究成果让人们得以从新的角度重新审视古老的相面之术。从健康和寿命的角度来看，长寿之人，确实是"带相"的。

在面相中，眉毛被称为保寿宫，神相全编中说"眉毛长垂，长寿无疑"；脑后的枕骨饱满的人长寿；耳朵轮廓分明、垂珠贴肉、光彩鲜艳红润、耳门阔大、耳肉红而坚厚，耳形耸高而长，这样的面相是长寿之相；印堂宽阔、色泽明润，没有瑕疵，一生福寿安康；人中指的是鼻子下面的直沟，俗称"鼻下"。神相全编中说"人中深而长者，长寿"；寿星和富豪的人中多半较长；嘴小唇薄的人，好忧郁成疾，难得长寿。

这些准与不准我们这里也不讨论，看一看岐伯怎么判断长寿之人的面相的：

他口中的"道隧"指的是人的鼻子，鼻腔。长寿的人，鼻腔比一般人都既深又长。

基墙高以方，基墙指的是在地基上面垒起来的墙。反映在脸上的话，就是两颊、下巴。就是"天庭饱满，地阁方圆"里的"地阁方圆"之相。

有一个挺有意思的小文章，讲的是从面相上看，什么样的女人命中注定是有钱人。它讲有钱的女人唇红口仰，眉毛弯细，掌心红润、细软，人中清晰。

又讲好命的女人，面相上要有如下几个条件：首先是头，"头"为天仓，"一个人的身体的领导，为一身之尊。头圆的人，生性较为乐观，思想也积极，就算找老公也想得比较仔细，懂得表现自我的优点。加上前额饱满、宽圆适中、无痣无纹，便是荣华富贵的象征。前额代表事业的成败，前途光明，也可观察另一半的事业。"其次是鼻，鼻为财库，所谓"开富在鼻"。"女性的鼻子，要配合五官，大小适宜，鼻梁正直，丰隆有肉，润泽饱满，不太高也不低，不仰鼻，仰鼻漏财，準头——也就是鼻头圆，左右鼻翼相衬。再次是田宅宫，景是眼睛和眉毛之间的距离，相师用来是否有钱购买固定资产（房屋）的部位。也表示女性的人缘，声望、公共关系。富有的田宅宫，眉毛与眼睛的距离，约超过一只手指。此外，有肉才是丰满，要修得无杂毛，要无凹陷疤痕，据说这样便能够顺利进财，房子越置越多。又次是福德宫，就是在眉毛上方一公分左右宽的部分，完美的福德宫，肉厚骨实，滋润饱满，气色清明，无纹，必定有福有缘，有德有财。最后是下巴，也就是俗称的地库，主食禄、俸禄以及晚运。女性下巴配合面相及嘴相，丰厚圆润，圆脸圆下巴，方脸阔下巴，都属上乘吉相。还要看耳朵，耳朵要高度适中（与眼齐，或高一点），光明润泽，柔嫩恰当，耳垂有肉，代表聪明伶俐，夫妻合和，主财源不断以及拥有偏财运。耳朵端正，肉要丰厚，贴向后脑，代表女性行动谨慎，能凭自己的实力去开拓人生，懂得灵活运用财富，越来越富足，财路享通。还要看牙齿，牙齿密合平整，不凹陷蜡黄，前凸后歪，这样的牙齿是吉相。

这里还特意强调女性的下巴要丰厚圆润，有双下巴最好。现在的女性哪还敢有双下巴，天生的圆下巴也要想办法整成尖下巴。好些个网红的照片，大眼睛，高鼻梁，红嘴唇，尖下巴，问题是那个尖下巴尖到像锥子一样了，这样好看吗？

"通调营卫，三部三里起。"

营卫畅通调和，可以保护自己不受外界侵害。面部的三庭耸起而不平陷，肌肉丰满，骨骼高起。所谓三庭，指将面部以横线平均分成上、中、下三个部分，对应的这三个部分就是上庭、中庭跟下庭。另一种"三部"的说法指的是中医号脉分为上、中、下三部，上部要摸颈动脉，中部要摸手，下部要摸趺阳脉。如果这上中下三部"起"，也就是有脉，而且隆起，说明气足。而"三里"，则有人把它解释成"足三里"和"手三里"。如果摸这三部有脉，再摸手三里和足三里是肌肉隆起，有"气"，说明这个身体好，能长寿。

"骨高肉满，百岁乃得终"，有的人的脸型，眉骨很高，肉又充实。其实就是指的天庭饱满。这样的人，能活百岁。还有一个解释，说骨高是指"印堂"，这地方也鼓起来一些。骨是代表肾的，肉是代表后天脾胃的，肉满指的是肌肉满壮。肾也好，脾胃也好，这样的人就应该长寿啊。

古代那些相面的人，他未必懂中医，但是，实际上相面的道理还真的是从中医的角度来归纳总结的。

那么，问题来了，长寿的人是带相的，但是，带长寿之相的人，是不是就一定长寿？

那可不一定。

大多数人都是无意识地度过一生，得病，却不知道为什么得病；劳累，也不知道为什么劳累。吸烟，却奇怪自己为何会得癌症；摄取肥肉，却奇怪自己为什么会得血管堵塞；一辈子都在生气，还奇怪为何得了心脏病；彼此无情地竞争，暴露在不可置信的压力下，却奇怪为什么会中风。

所谓"人无远虑，必有近忧"，所谓"未雨绸缪"，其实就是天天都在担忧。担忧挣的钱少了，养不起家人，担忧被人忽视和歧视，担忧不能升官，升了官的担忧搞不出政绩，发了财的担忧破产——担忧几乎可以说是最糟方式的精神活动，于是消化不良甚至心肌梗塞。而且还憎恨。憎恨毒害身体，而且它的效果是无法逆转的。别不承认，你没有憎恨过别人吗？甚至是你的家人，你的亲人，你的身边人，你的儿女？你的身体可还好吗？憎恨有没有在你的身上留下印记？

还有恐惧。恐惧是放大了的忧虑。

忧虑、憎恨、恐惧以及从这些基础情绪中分蘖出来的情绪：焦虑、怨恨、不耐、贪欲、不厚道、批判和谴责，全都在反噬你自己，在细胞层面攻击身体。你的身体能健康得起来？

哪怕是自大、自恋和贪婪也会导致身体的疾患或不安适。

"你们全是精神上的麻风病患。你们的心智被负面思想逐渐吞蚀。这其中有些思想是被丢在你身上的。许多则事实上是你自己假造的，然后数小时、数日、数周、数月，甚至数年都被怀抱、被思虑着。而你却奇怪自己为何会生病。"

不运动，盲目节食，胡吃海塞，对身体百般虐待，然后，再来质问：为什么有的人面相带寿，却早早就去世了。

多么讽刺。自己把自己的生命七折八扣再打对折了，还要奇怪为什么没有长寿。

所以，我们要学点养生的知识，善待身体才能尽其天年。

黄帝曰：其气之盛太阴之人，贪而不仁，下齐湛湛，好内而恶出，心和而不发，不务于时，动而后之，此太阴之人也。衰，以至其死，可得闻乎？

俗话说人活一口气，佛争一炷香，黄帝是在问人这一口气由盛至衰，由生至死，有着怎样的规律。

岐伯的回答中，不同于前面的"女七男八"，而是统一到以十年为一个阶段，逐阶段进行分析。

人生的第一个十年："人生十岁，五脏始定，血气已通，其气在下，故好走。"

这个时候，人的五脏刚刚定下来。十岁以前，五脏还在生长发育。孩子气血充足，而且生活环境纯净，父母呵护，像一颗光华宝色的珠子，还没有经过外界熏染，也没有受到一些劫难和伤害。

记得小时候，情窦尚未开，读一篇小说，说的是一个女的受了情伤，想要跳水自尽，当时心里就想：这女的太傻了，为什么要死呢？现在我就不敢这么说，因为我知道无论是什么伤，只要是伤，那都是疼的，疼得觉得忍不了了，就会想要寻找解脱。

小孩子没有这个烦恼，所以他的身体也不会出身气血凝滞不通的情况。这个阶段其实很宝贵，生命之火旺盛蓬勃，心无旁骛杂碍，那股子血气贯注在腿上，就特别喜欢跑跑跳跳的，动个不停，不动浑身难受，所以这个阶段的小孩好被人称为"皮猴"。"好走"就是"好跑"，古语中的"走"是跑的意思。现在都住楼房，以前在农村，都是平房，什么危险的事都干。我的女儿现在二十多了，跟我坦白交代她在她姥姥家干过的事，带着俩小屁孩儿上屋顶，两家的屋顶相邻很宽的距离，她们三个蹦过来跳过去地跳马。结果她有一次没跳过去，稀哩哗啦掉下去，幸亏下面是一堆玉米秸，否则那还得了。我听了就听了，也不觉得意外——我小时候也经常这么干，猫和老鼠同年伴，谁也别说谁。所以这时候的小孩子一定要看紧，不是说孩子主动意愿上就想"皮"，这是生理特点决定的。他最大的幸福就是家长给他找一个足够安全的开阔的场地，一大帮小伙伴冲冲杀杀地乱跑乱玩一通，然后倒头就睡，一觉到大天亮。什么叫无忧无虑？这就叫无忧无虑。

现在夜里散步，经常见四五十岁的人跑步，甚至还有须发皆白、六七十岁的人在跑。其气没有在下，跑步完全就是靠的意志力，总感觉不是那么回事。经常见报道说中年人跑步把膝盖的半月板都快要跑没的报道，还是要悠着点儿，锻炼是好事，但是强度要自己把握。

还有的朋友参加马拉松的，这个就更要斟酌了。网上有一篇文章：《中国式马拉松，商业驱动下的愚昧狂欢》，姑且不说文章的论点怎样，单从身体角度说，它说的是有道理的：加重心脏负担，"如果心脏会说话，那它一定会上劳动局告你"。普通人没有受过马拉松的系统训练，单凭一腔热血和热爱健身的心去跑，很容易出问题："事实上，即使老手跑全马也必须至少系统训练3—4个月，且每周有25公里以上的训练量。跑马拉松，对人的素质和科学严格的训练有很高的要求，根本不适合普通人瞎跑。""马拉松训练对关节和韧带带来的损伤巨大，很多是不可逆的，很多人是在膝盖半月板被磨没了、足底筋膜炎走不了路了，才知道马拉松不是一般人瞎练的。实际上，过度的体育锻炼不但不能延年益寿，反而使人多伤、多病、早衰、短寿。"

无独有偶，刚才电视上又报道一则新闻：一四十岁男子跑马拉松途中倒地心跳骤停，经过检查医生倒吸一口凉气，发现这名男子居然是一个冠心病病人，他的三根主要的血管都有不同程度的病变，其中，前降支基本堵塞，另两支血管发生狭窄，整个治疗过程险象环生。被救治后，患者病情稳定，他自己介绍说他的身体一直不错，不过，平时喜欢重口味的饮食，经常熬夜，前段时间睡眠不好，但他对自己得冠心病也十分惊讶，一点都不知道。专家认为，冠心病的形成是一个较长的过程，据分析，这名男子的心脏冠状动脉发生病变逐步加重应该有几年时间了，遇上激烈运动后终于爆发。因此，冠心病人跑马拉松，那危险程度可想而知。

专家指出，运动性猝死几乎都是在隐匿的心血管疾病基础上剧烈运动诱发的。隐匿的心血管疾病常见有冠心病、肥厚性心肌病等心肌疾病、瓣膜病、先心病等心脏病、结构性致心律失常性心脏病、血管瘤血管畸形等。

心脏有疾病的人不适合马拉松，还有，近期感冒病人，像病毒性感冒会诱发心衰和心肌炎。特别是暴发型病毒性心肌炎会有突然死亡的可能，也不适合跑马拉松。此外，有高血压、糖尿病及年纪过大和幼童也不适合马拉松。专家尤其提醒，平时没有运动基础的人一定要循序渐进，缺乏训练或身体状况不佳时长跑，容易头晕且身体负担不了这么大的运动量。建议参加马拉松赛或长跑的人，一定要有长期锻炼的基础，赛前最好进行全面的身体检查，身体合格者再参加比赛。

到了第二个阶段，"二十岁，血气始盛，肌肉方长，故好趋"。

人活到二十来岁，血和气都快要满了，肌肉开始可劲地长，特别发达。这时候不是"走"了，是"趋"。我们常说趋炎附势，说的是人巴结有钱有势的人，那有钱有势的人一出来，他肯定是要小步快跑过去迎接的。不能迈大步跑，你又不跟人比赛跑；你又不能慢悠悠走，那样你就比达官贵人还傲慢了，所以要用这样一种姿态，又像跑又不是跑，又像走又比走速度快，这就是趋。

这个年龄段的人，他的气不是往下灌注在腿上，而是开始用来长肌肉，所以就不会整天那么跑跑跳跳了，变得深沉一些了。但是生机鼓荡，还是慢不下来，就是走路，步子迈得也快。我身边一个小伙子，二十二三岁，走起路来，脚后跟像垫着弹簧似的，一走一蹿，特别快，一会儿就把人落老远。这是他的生理机能决定的。我建议他练练肌肉，因为正是长肌肉的好时候。

"三十岁，五脏大定，肌肉坚固，血脉盛满，故好步"。

这个阶段，不论男女，都达到了生理高峰。按照女七男八的理论，女子二十八岁到达生理高峰，男子三十二岁达到生理高峰，三十岁正好取中。此时五脏完全定了，肌肉也坚固，充满力量，是气血最旺盛的时候。这是干活最不怕累的阶段，熬夜什么的，小意思，通宵不睡，第二天该干吗还干吗，没影响。走路的时候"好步"，就是比"趋"更慢一点，但是步子迈得大，走起路来很沉实，一步一个大脚印那种。为什么沉实？心智发达了，是成年人了，能担事了，有担当了，天塌下来也不怕。

"四十岁，五脏六腑十二经脉，皆大盛以平定。腠理始疏，荣华颓落，发颇斑白，平盛不摇，故好坐"。

俗话说盛极而衰，衰也是一步一步往下走的，不是骤然就衰下来。它是一锅开了的水，一点一点地慢慢变凉的过程。四十岁，看似荣华正盛，其实人的身体状态已经开始走下坡路了。"五脏六腑十二经脉，皆大盛已平定"，就是人的身体的五脏六腑十二经脉都已经达到极点，没有更大发展的余地了。这个时候，人的肌肤纹理开始疏松，不像以前那么紧致细密了，女性的眼角出现鱼尾纹。无论男性女性，掉发、头发斑白的现象也都出现了。有易伤春悲秋的朋友，开始揽镜自照，伤春悲秋了。所谓"荣华颓落"，好比花开，人在三十来岁的时候，花是开得最盛的时候，在阳光下怒张花瓣，水分饱满，特别漂亮；到了四十来岁，花朵就开始萎缩了。

其实，也不单独是生理方面的原因导致的落发、长白发、长皱纹，主要还是心火旺。古人说三十而立，四十不惑，如今的人既早熟又晚熟，身体上早熟，心理上晚熟，所以三十而立也许是能够成家立业，四十不惑许多人做不到，争名夺利得厉害，成天冲业绩、动心思，像打麻将似的，看住下家，防住上家，还要盯死对门，特别累，也会在身体上表现出来，消耗肾水，头发肯定白。

《射雕英雄传》里那个苦命的瑛姑，孩子死了，她一夜白头，就是煎熬的，肾水熬干了。还有武子胥过昭关，也是一夜白头，也是煎熬的。台湾女作家三毛，她的丈夫荷西死了，她也是一夜之间，头发就变白了。外在的表现是发白，内在里有多煎熬我们看不见。情绪的苦痛焦虑忧愁都是在熬肾水，身体会衰败。

这个年龄的人，中医建议学习静坐，以降心火。说实话，静坐可是一门功夫，一般人干不了。我试过，那心思浮动的，满天尘土，一会儿就受不了了，光想动一动。那怎么办？其实不见得非坐下来才能静，只要能够让心思静下来，干什么都行，一定要静下来。

说白了，其实就是静观。静坐观想只是静观的方式之一，另外还有"暂停静观""行走静观""做事静观"和"性行为静观"等。这是真正觉醒的状态，当你在这种状态下停止，就只是在路上停止，停止在你正在走的路上，停止在你正在做的事情中，就只是停止一刻，就只"在"你在的那个地方就对了。你环顾四周，缓缓地，注意到你原先走过而未曾注意到的东西：雨后泥土的气息、你所爱的人左耳上覆盖的卷发。看到小孩儿在玩耍，这是多么美好啊！

　　这种体验我也有过，而且还是经常的。

　　有时候一个人走路，看天，天格外地蓝，看地，地格外高远。青灰的地面绣几朵落叶，像朽了的绸缎。两只小狗追逐打闹，背影在我的视野里渐跑渐远，我反身倒走，追着看。叶片被冬风吹得打着旋，思维又会胡乱发散：北风卷地白草折，胡天八月即飞雪。小立恨因谁，频蹙八字眉。然后一个人莫名地笑起来。

　　有一次，夜晚独行，头上有月，路上无人，正行走间，似真亦幻，转回头去，仿佛看到一个"我"刚拐进路口，向前看，又可以看到一个"我"已走进家门，防盗门发出"砰"的一声。时间之流脉脉流过，一连串的"我"像糖葫芦，被时光的签子串成一串，顺流而下，曲折蜿蜒……

还有一次，暮色四合，捧书独卧，蓦然间，仿佛看见了自己的四肢百骸，心肝脾肾，看见一身的骨架支撑，围护着搏动的心脏，甚至仿佛看见自己的下颌骨，因为情不自禁地微笑，也微微地张开。以前对于生物学从来都是不通不懂，也无由想象，如今却是活灵活现，如在目前。

这种静观的感觉很好，感觉远离了尘嚣，身体也静下来了，身体内部各个器官也平静了下来。

四十来岁的人，"发鬓斑白，平盛不摇，故好坐"，平盛，就好比水满，满了之后，不动不摇是比较稳定的状态。满了当然就不会再添加，只能是慢慢减少。这个年龄段的人，肯定也不喜欢蹦蹦跳跳，也不急匆匆地走，也不噔噔地迈大步，喜欢坐着了。心气平的人，坐得稳当；心气躁动的人，哪怕四十多岁，他也是坐在那里摇身子抖腿的，看上去就很不稳当。

"五十岁，肝气始衰，肝叶始薄，胆汁始减，目始不明"。

我们看书、看电视，像《三国演义》里那些能征惯战的大将，《水浒传》里的梁山好汉，一个个大碗喝酒，大块吃肉，那都是青壮年；到了五十岁，你再大碗喝酒，大块吃肉，受不了了，消化不了了。有的中年朋友讲："我现在爱吃素了，我也劝大家都吃素，吃了胃里别提多舒服了。以前真傻，那么胡吃海塞，一点都不讲究养生。"大家就笑：以前你的身体状况好比一辆越野车，想怎么飙怎么飙，吃铁条都能消化，你就不讲养生了。如今你的身体状况下降了，飙不起来了，硬件条件限制住了，你自然而然地就想讲养生。到了五十岁，肝胆功能衰减。肝有三叶，精血足而肝叶厚，精血不足，肝叶就开始变薄，随后造成胆汁不再丰富充盈，用来消化油腻的功能就减弱，再大吃大喝真的不行，吃些五谷杂粮最好。

"肝开窍于目"，到五十来岁，眼睛开始花了。我四十六岁眼睛就花了，跟平时多熬夜、工作太忙太累有关。这个年龄，需要养肝，晚上子时和丑时是肝和胆的工作时间，需要那个时候沉睡，不能太熬夜。

"六十岁，心气始衰，苦忧悲，血气懈惰，故好卧"。

六十来岁的人，年过花甲，活了一甲子，也就是一寿了，心气心血不足了，别说一走一蹦高了，生活的劲头都小了，开始躲事、怕事，不愿意摊事、揽事，而且没事喜欢躺着。

这是退休的年龄，照理说应当是以后的光阴里该为自己活，欢欣鼓舞的事情，很多人却一辈子在单位工作，一说退休就接受不了。一个女性朋友来信，说她的老公明年就要退休，现在就天天在家里拍桌子打板凳地作，找碴和她吵架，一看就是恐慌，害怕退休后的那种落差。平时的情绪着实就这三个字：苦，忧，悲，再加一个字：烦。四五十岁的时候买了房子，还可乐意装修了，现在给儿子买了一处房，儿子没空，请他帮忙装修，他忙不迭地推托，不愿意操那个心。天天负面情绪爆棚，搞得她在家里战战兢兢。

我很奇怪：她也是快退休的人，为什么她没有这种情绪问题，她说："我怎么会有这样的问题呢，我盼着退休还来不及呢！我平时爱好写作，老是没自己的时间，退休了我就自由了，读书、写作、旅行，多美呀！"这就是有精神寄托和没精神寄托的区别。有精神寄托的人，不知老之将至，没精神寄托的人，就无边落木萧萧下。

现在的社会，孩子们大了都要奔事业，过自己的生活，空巢老人越来越多，偏偏生理特点决定的情绪上容易"苦忧悲"，所以那首《常回家看看》的歌儿才会瞬间传唱大江南北，实在是说出了老年人的心声。

电视连续剧《我的团长我的团》里面有一个老兽医，五十七岁了，跟一帮青壮年混在一起抗日打鬼子，有一天被这帮小伙子发现他哭得一泪两行的，问他怎么了，他说没什么，上年纪了，泪窝子浅了，爱哭。我一下子想起自己的老父亲来了，我的父亲七十五岁去世，六十三岁瘫痪，刚瘫痪的时候，躺在炕上，我们去看他，他真的是看见谁都哭。那么刚强的汉子，他青壮年的时候我就没见过他掉眼泪，结果那个时候他就跟一个小婴儿一样软弱。现在想想，一方面心理落差大，另一方面是他气血跟不上，苦忧悲啊。

这个年龄段的人，血气懈惰，跟不上你的行动，所以千万不要正在床上躺着的时候，猛然坐起来，或者正坐着的时候，猛地往起站，血气跟不上，眼前发黑都是轻的，晕倒的情况也特别多。还有的老年人走着走着就倒下了。

这时候动作务必要慢。另外，六十来岁的人健身，其实不能跑步、健身快走了，气血已经回缩，要去滋养心脏，结果强迫它往手脚上运行，心脏会更衰。

"七十岁，脾气虚，皮肤枯"。

七十来岁的人，脾气虚了，皮肤就皱皱巴巴的，干枯不滋润了。上岁数的人，自然而然地就想吃点小米粥，也许不知道原因，就觉得吃了舒服。其实这是健脾的。你尊重你自己的身体，学会倾听它发出的声音，它会告诉你它想吃什么，想要什么。

人体本身是一个有机整体，如果拆解成每个零件，那么零件的衰老过程是有先后顺序的。专家研究总结了人体衰老时间表，我们可以对照着来看一看：

二十岁起，肺部开始衰老。肺功能的减弱是从二十岁开始的，当人进入40岁后，有时走路都会气喘，部分原因是控制呼吸的肌肉和肋骨变得僵硬，使肺的运转困难，肺的残气量也就增加了。它的应对方法是能不抽烟就不抽烟，能多锻炼就多锻炼，尤其是肺活量方面的锻炼；多呼吸新鲜空气，多吃新鲜蔬果。

二十五岁起，皮肤开始衰老，身体合成胶原蛋白的速度放缓，当死皮细胞不脱落，生成的新皮细胞又不多时，皱纹就出现了。据德国《世界报》报道，研究人员发现多吃胡萝卜会让人显得更年轻，皱纹也会减少，所以可以多吃绿叶蔬菜和黄色、橘色的水果等含有类胡萝卜素的食物，适当地补充维生素C，这样就可以延缓皮肤的衰老。

三十岁起，耳部开始衰老。人到了三十岁，鼓膜和中耳的3块听小骨弹性下降，听力就开始走下坡路，四十至五十岁时，高频听觉就已经明显减退了。现在人们特别钟爱耳机，其实使用耳机的时间确实不能太长，建议一小时左右要休息一会，让耳朵透透气；另外，多吃含锌、铁、钙丰富的食物，有助于扩张微血管，改善内耳的血液供应，可以防止听力减退。

三十五岁起，骨骼开始衰老。人的骨细胞一直在不断损耗与补给中，到了三十五岁，骨细胞的损耗速度开始加快，最终损耗大于补给。女性步入更年期后，骨骼更是一天比一天变得"脆弱"，容易发生骨质疏松症。所以，过了三十五岁，可以多吃含钙、磷高的食品，如鱼、虾、牛奶、骨头汤、杂粮、绿叶蔬菜等，五十岁以后尽量每年进行一次骨密度检查。

四十岁起，心脏开始衰老。四十岁左右，心脏向全身输送血液的效率降低，血管壁弹性下降，动脉变硬，容易导致脂肪在冠状动脉堆积。这种情况下，根据美国哈佛大学医学院的研究人员发表的论文中所述，运动能够诱导生理性的心脏生长，增强心脏的修复功能。

五十岁起，肾脏开始衰老，具体表现是憋尿的能力变差，男性前列腺开始出现增生的问题。这种情况下，需要多喝水，而且不要憋尿，不可滥用抗生素，平时也可以多按摩腰部。

六十岁起，味觉、嗅觉开始退化。最初，我们的舌头上分布有大约一万个味蕾。到老了之后，这个数目可能要减半。出于对嗅觉和味觉的保护，我们也要尽量不抽烟不喝酒。

七十岁起，肝脏开始衰老。肝脏再生能力强，所以它是最后开始衰老的器官。为了延缓它的衰老，我们要少吃或者不吃油腻、辛辣、高脂肪的食物，多吃谷类食物、蘑菇、海带、青苹果等。同时，要保证充足、高质量的睡眠，适当运动，常按太冲穴、三阴交穴。

"八十岁，肺气衰，魄离，故言善误"。

八十年，耄耋之年。肺气开始衰弱，老是喘气。我的姨妈活到快九十岁时去世，长年累月就那么靠着大软枕睡觉，躺不平，躺下就憋得慌，喘不上气。这就是肺气虚了。我的老母亲，你看她动不动就把肩膀一端，张口猛吸一口气。她岁数不大，今年才七十三岁。但是她的肺气也开始衰弱了。

肺气是帮肾做水液的运化的，它要鼓动着体液向全身流布，肺气进不来，缺少动力，体液循环无力。我们说三魂七魄，这七魄里有一个魄叫臭肺，是管呼吸的。这个魄离开了，呼吸功能就差了，而且好说错话。

好多年前有一个老太太，比如说她正坐在家门口，有一个外地人来问路，她就给人家手脚并用地一指："那儿。"哪儿？本来她想指东的，却给人家指到西去；她家里来了客人，她就非常热情地把人家往屋里让："快快，上树坐，上树坐。"她的本意是让人家上炕坐。

我的姨妈在世时，她的儿女很多，最后这几年，她看着一个孩子，叫人家的名字，能叫一串出来："秀荣，秀英，香秀，芝勤哪"，其实那个孩子是芝勤，她就是容易口误了。还有的老人认不清人了，说话又颠三倒四，年轻人就说："别理他，老糊涂了。"怎么能不理呢？你要理解，这是老人的生理特征带来的表现。更有的老年人会脑萎缩，因为肺气弱了，体液输不上去，脑子不够用了。要体谅，要理解，要敬老。

"九十岁，肾气焦，四脏经脉空虚"。

九十岁鲐背之年。鲐，原指鲐鱼。由于老年人背部的褶皱如同鲐鱼的斑纹，因而引申为"高寿老人"之意。这种说法出自《诗经·大雅·行苇》，另见于《愈膏肓疾赋》《东门行寄陈氏》等文。《释名·释长幼》明确指出，"九十曰鲐背"。

这个年龄的老人，肾精枯竭，水干了，肾气焦了，四脏经脉都空虚了。

"百岁，五脏皆虚，神气皆去，行骸独居而终矣"。

人活百岁，按时下的标准，真有资格称长寿老人了。活到一百岁，五脏都空虚了，神也没了，气也没了，把生命想成一炉子火，从星星点点地开始着，到呼呼的大火苗，然后火苗渐弱，到了百岁，就是一灯如豆，风烛残年，转眼就灭的感觉。就像英国诗人兰德的诗，杨绛先生翻译的：

"我和谁都不争，和谁争我都不屑；我爱大自然，其次就是艺术；我双手烤着，生命之火取暖；火萎了，我也准备走了。"

这首诗无形中道出长寿的真谛：能争的时候不争，心态平静；大自然和艺术陶冶心灵，在活着的时候暖暖和和地活着，不钩心斗角，珍惜人间真情；生命之火熄灭的时候，那就安安心心地上路。多好。

人原本是三魂七魄，渐渐的神、魂、魄离体，只剩形骸，人也就是该离世的时候。杨绛先生也用她的一生实践了这首诗，享年105岁。

到这个地步，就真的该正视死亡了。其实我们一直都应该正视死亡。我觉得最好的心理状态不是视死如归，是视死如欢。杨绛说："我今年一百岁，已经走到了人生的边缘，我无法确知自己还能往前走多远，寿命是不由自主的，但我很清楚我快'回家'了。

我得洗净这一百年沾染的污秽回家。我没有'登泰山而小天下'之感，只在自己的小天地里过平静的生活。""细想至此，我心静如水，我该平和地迎接每一天，过好每一天，准备回家。"

三个关键词：

小天地。平静。回家。

能有一个自己的小天地，难得。

能够在这方小天地里平静过活，不容易。

她是把死亡当"家"的，漂泊百年，能够回家当然是欢喜的。

元才子赵孟頫，年近五十，慕恋年青女子，意图纳妾，其妻写了一首《我侬词》："你侬我侬，忒煞多情，情多处热似火。把一块泥，捻一个你，塑一个我。将咱们两个一齐打破，用水调和，再捏一个你，再塑一个我，我泥中有你，你泥中有我，与你生同一个衾，死同一个椁。"这样的情分在，这死也便真的如欢了。

1935年，瞿秋白到达刑场，盘膝坐在草坪上，对刽子手微笑点头："此地甚好！"时年三十六岁。一死酬了这一生志向，死也必定是欢的。就牛虻死后留下的一封信，信的末尾，引用一首小诗："不论我活着，或是我死掉，我都是一只快乐的飞虻！"面对庞大、杂乱的旧世界，化身火种，烧掉污秽，跳跃的火焰带来了死亡，也迎接着喷薄云天的朝阳，这样的死，有什么不欢呢？

小说《亮剑》里，赵钢和冯楠一见钟情，冯楠问赵钢："一个青年学生投身革命二十年，出生入死，百战沙场。从此，世界上少了一个渊博的学者，多了一个杀戮无数的将军，请问，你在追求什么？为了什么？"

"我追求一种完善的、合理的、充满人性的社会制度，为了自由和尊严。"

"说得真好，尤其是提到人的自由与尊严，看来，你首先是赵刚，然后才是共产党员。那么请你再告诉我，如果有一天，自由和尊严受到伤害，受到挑战，而你又无力改变现状，那时 你会面临着一种选择，你将选择什么呢？"

"反抗或死亡，有时，死亡也是一种反抗。"

是的，死亡为了自由和尊严，为了鲜明的反抗，这样的死亡，让人由衷感觉如欢。因为死得有尊严。

德普禅师性情豪纵，宋哲宗元祐五年十一月十五日，让弟子对他举行生祭，因人死后再受祭，死去的人是否能够受到香火，吃到供果，谁能知晓。

众人戏问："禅师打算几时迁化？"

他答："等你们依序祭完，我就要去。"

于是大家像煞有介事，设好帏帐，安好寝堂，禅师坐于其上，弟子们致祭如仪，上香、上食，禅师一一领受自如。

弟子们祭后，又是各方信徒祭。祭完之日，天正降雪，他说："明日雪霁便行。"

次晨雪止，德普焚香，盘坐化去。

他不是因为信徒能升天堂才不怕死，他并不知道死后有没有另一个世界，他的不怕死是因为他已经活过，一生活得透彻、明白。就像赵朴初临终一偈："生固欣然，死亦无憾"，不独无憾，且是如欢。

"视死如归"，归，是游子归家，柴门草庐迎候疲惫的脚步，长出一口气：终于回来了啊。从今以后，就挣脱世间牵绊，独自抚孤松而盘桓吧。

"视死如欢"，欢，是眼见对面的爱人张开怀抱，展开笑颜，纵使脚下万水千山，荆途无限，却挞伐笞楚都喜欢，哪怕膝行过钉板，因经过长长的一生时间，如今终于得见爱人的欢颜。欢，是心下有所欢的欢，是"闻欢下扬州，相送楚山头"的欢，是平生相思概已酬的欢。

希望我们都能得享天年，视死如欢。

那么，黄帝又问了："其不能终寿而死者，何如？"

为什么我们不能终寿而死呢？这里的终寿，才是天年，即120岁，活够两个甲子。

"岐伯曰：其五脏皆不坚，使道不长。空外以张，喘息暴疾。又卑基墙，薄脉少血，其肉不石。数中风寒，血气虚，脉不通。真邪相攻，乱而相引。故中寿而尽也。"

第一，五脏不坚。坚，指的心、肝、脾、肺、肾能够"藏精气而不泄"。如果五脏受伤害，就会"使道不长"，也就是"使道隧以长，基墙高以方"里的"使道"，即鼻子。鼻腔长，是长寿的基础。鼻子短，鼻孔儿暴露，呼吸系统有问题，喘气粗一阵紧一阵，一点都不稳定绵长。所以我们要学习调整呼吸的节奏，事实上，也是调整你的身体的节奏，节奏乱了，肯定伤身，甚至有猝死的可能。

我读高中时，我们班的体委，一个高高大大的男生，在操场跑步，突然昏倒，幸而抢救过来，没有性命之虞。所以运动有风险，也需要谨慎。不光是跑步，甚至打篮球都有猝死的。中国医师协会心脏内科医师会员、上海远大心胸医院心内科主任医师孟庆智解释：跑步中突然猝死，多数为快速的心室颤动，这种极快无规律的跳动，心脏不可能有任何能力去有效收缩来排出血液，使大脑没有血的供应，所以如果病人不及时救治，就会出现快速死亡。心室颤动是导致死亡的最直接的原因；第二个原因实际是心脏基因的一些突变引起的心电活动异常；第三个原因就是大面积肺栓塞，长期卧床、不运动，下肢静脉在不知不觉中形成血栓，而腿部更是血栓多发地，腿部的深静脉血栓本身就容易堵住下肢血管让人失去行动能力，更危险的是，久坐后再稍一动弹，栓子就容易松动脱落，然后就像个鱼雷般冲向肺部，造成肺栓塞，此时发生猝死的概率非常高，这类肺栓塞又被称为"经济舱综合征"。

这都是五脏不坚的原因。

"又卑基墙，薄脉少血，其肉不石"。这是遗传的原因。母亲提供的基础不牢，父亲提供的屏障薄弱，先天体质不好，所以想活到两个甲子就更难了。"其肉不石"，其实是"其肉不实"，肌肉不坚实。这样就容易"数中风寒"，"血气虚，脉不通，真邪相攻，乱而相引，故中寿而尽也"。血气虚，脉不通，就容易造成瘀血，轻者是末梢循环不好，重者出现冠心病、心肌梗死。

"真邪相攻"的真指的是元气，邪指的是邪气，真气和邪气打仗，就像一个国家发生内乱，这是很可怕的。

《红楼梦》里有一出戏，叫作抄检大观园。本来一大家子过得好好的，王夫人听了奴才的挑唆，非要在自己家里抄家，别人都没说什么，只有探春，是个有远见的姑娘，流着泪说了一番话："我的东西倒许你们搜阅，要想搜我的丫头，这却不能。我原比众人歹毒，凡丫头所有的东西我都知道，都在我这里间收着，一针一线他们也没的收藏，要搜所以只来搜我。你们不依，只管去回太太，只说我违背了太太，该怎么处治，我去自领。你们别忙，自然连你们抄的日子有呢！你们今日早起不曾议论甄家，自己家里好好的抄家，果然今日真抄了。咱们也渐渐的来了。可知这样大族人家，若从外头杀来，一时是杀不死的，这是古人曾说的'百足之虫，死而不僵'，必须先从家里自杀自灭起来，才能一败涂地！"

一个国家也怕内斗，更何况一个家族，更何况我们的身体。今天你胜了，明天我胜了，身体里面老是在打仗，身体里面乱成一锅粥，"乱而相引"。我的一个高中同学，迷上气功，结果走火入魔，气流瞎走，自己控制不住自己。有一天晚上他又练，又乱了，我怕他伤害自己，想抱住他，把他控制住，结果被他扇了十几个耳光，那个酸爽。他自己在那里一个劲地说看见什么东西了，闻见什么香味了，还让我们也看也闻，看着都可怕。后来我们把他架去了中医院，医生给他针灸一番才治好。像那些身体里面老是在打仗，不肯歇一歇的，活得痛苦，而且也做不到以享天年，只能落得中寿而尽。

我们的目标是健康、快乐、长寿，这三者是有机联系的整体。尊重身体，倾听身体的语言，调理情绪，听懂自己的心里说的话，这样才能够长寿。

湖北就有一位老人，一百一十岁了，一辈子没住过院，黑发比儿子还多！这位老人名叫陈国清。据《楚天快报》报道，老人出生在清朝光绪年间，家中五世同堂，现在老人依然声音洪亮，身体健康，没有任何慢性病。

朋友们可以借鉴一下她的养生方法：

第一，她每天就吃两顿饭，再好也不多吃。

"由于新中国成立前生活困苦，陈国清老人多年来养成了特殊的生活习惯——每天只吃两顿饭。一般早上8—9点吃早饭，中午2—3点吃第二顿饭，晚上不吃。如果晚上实在饿，也只吃一点饼干。"

其实我小时候家里就吃两顿饭，古人也是只吃两顿饭，中医和佛教也都说"过午不食"。这个两顿饭不是绝对的，只是说晚上要吃少。

第二，每天喝四宝粥。

"陈国清由于高寿，目前牙口不太好。从很早的时候就坚持每天都喝'四宝粥'。四宝粥以大米为主，配以红豆、玉米粉、红枣，也可以再配上一些燕麦片、小米、红薯等，再用高压锅压得稀烂，这就是老人的早餐。"

粥是"天下第一补"，《周书》中就提到"黄帝蒸谷为饭，烹谷为粥"。清代著名医学家王士雄在他的著作中称粥为"天下之第一补物"。美国哈佛大学一项历时14年多、有10万多人参与的大型研究也发现，每天一小碗粥可能是健康长寿的关键！这项2015年初发表在《美国医学会杂志内科医学》上的研究指出，每天食用约28克的全谷物，约等同于1小碗的燕麦粥，整体死亡率就能降低5%，心脏病死亡率更可减少9%。

第三，肉吃太多难长寿，每餐吃肉不超三块。

"老人的中餐更是简单，主要是蔬菜，每一至两天才做一点肉类。不过严格的是，老人每餐吃肉在3块以内。老人从不吸烟，以前年轻时偶尔喝一点点酒，现在则是烟酒不沾。由于合理的膳食，老人现在没有高血压、糖尿病等慢性病。"

第四，想长寿不能懒，让人伺候不是好事。

"陈国清老人一生爱运动，因此一些疾病也远离她。即使已经一百一十岁高龄，她仍然坚持做力所能及的运动。走进老人的房间，虽然较为简陋，但是异常整洁，各种杂物摆放得井井有条。老人生活基本能够自理，每天晚上都要用热水泡脚。自己能拖地扫地，换下的外衣交给儿子洗，但内衣、秋衣还是老人自己洗。"

第五，一辈子没住过院，能吃药就不打针。

"老人家一辈子没有得过大病，更没有住过一次医院，虽然现在牙口不好，而且眼睛也不太好，但对于一百一十岁的老人来说，能保有现在的健康状况，确实难能可贵。陈国清老人养生方法还有一个独特之处，那就是如果得了小病，能吃药就不打针。老人认为如果一点小病就去医院打针，容易产生抗药性，以后不好治疗。"

这一点和很多专家的建议也相符：能口服吃药就不打针，能打针就不输液。甚至一些感冒等小毛病，建议大家不要乱吃药物，让其自愈，锻炼自己身体的自愈能力。反正通常我自己感冒之后，是不乱吃药，更不轻易打针、输液的。身体本身的免疫力足够抵抗感冒病毒的情况下，就尽量锻炼它的力量。

第六，没有好心态，吃什么药都白费。

"老人除了注重养生，心理平衡也是长寿秘诀。老人一生从清朝到民国再到新中国，见证了巨大的社会变迁，但一直保持一颗平常心。以前生活贫困的时候，懂得感恩；现在生活过好了，也不羡慕别人，安于现状，保持平和的心理状态。"

　　确实，心态是最重要的。心态不好，身体也会受影响。有好心态，强过有神药。

贼 风

原文

黄帝曰：今夫子之所言者，皆病人之所自知也。其毋所遇邪气，又毋怵惕①之所志，卒然而病者，其故何也？唯有因鬼神之事乎？

岐伯曰：此亦有故邪留而未发，因而志有所恶，及有所慕，血气内乱，两气相搏。其所从来者微，视之不见，听而不闻，故似鬼神。

黄帝曰：其祝而已者②，其故何也？

岐伯曰：先巫者，因知百病之胜，先知其病之所从生者，可祝而已也。

注释

①怵惕：恐惧之意。

②祝而已者：祝，祝由。已，病愈。祝由是古代精神疗法。吴鞠通："按'祝由'二字，出自《素问》。祝，告也。由，病之所出也。近时以巫家为祝由科，并列于十三科之中，《内经》谓信巫不信医不治，巫医岂可列之医科中哉！吾谓凡治内伤者，必先祝由详告以病之所由来，使病人知之，而不敢再犯，又必细体变风变雅，曲察劳人思妇之隐情，婉言以开导之，安言以振惊之，危言以惊惧之，必使之心悦诚服，而后可以奏效如神。"吴氏明确指出祝由科不得与巫医之流混同起来，并具体指明精神疗法的内容。

纪老师说 ●··

黄帝和岐伯的这几句对话，主要强调虽然有时邪气侵袭人体不易被察觉，但是疾病的发生绝不是鬼神等因素所导致，并扼要介绍了祝由方法治疗疾病的机理。

我们也应该摆正一个观念：祝由不是鬼神之术。

祝由之术可远溯上古，相传上古涿鹿之战，黄帝的军队九战九败，士兵水土不服，瘟疫流行，缺医少药，结果有一个人挺身而出，口中念念有词，围着得病的士兵且歌且舞，然后给他们熬草药水，这些士兵喝了之后病都好了。黄帝问他是谁，他说："我是祝融的哥哥祝由。"黄帝非常高兴。随着黄帝的军队大胜，祝由这门医学技术也流传开来。

《周礼·大聚》云："乡立巫医，具百药，以备疾灾。"每个乡都要有巫医，要储备很多药物，防备病灾。巫即是祝医，医则指药医，巫与医相结合，成为当时的基础医疗体系，好比我们现在的乡卫生院。

《资治通鉴》中就有汉强令"乡约祝医"的记载，就是要求每个乡都要设立祝由，解决百姓看病难的问题。

到了元代，更是把医事分为十三科：祝由科、大方脉科、小方脉科、杂脉科、风科、产科、眼科、口齿科、咽喉科、正骨科、金疮肿科、针灸科、禁科。

到了清代，每年还为龙虎山留祝由科博士职位。

现在，我们对于祝由不再单纯以迷信视之了，祝由这门看似神神道道的巫术里，其实包含着很多高明的科学理念，如心理治疗、情志调慑、气功导引等。在人民卫生出版社出版的《全国高等中医药教材·内经讲义》中这样写道："祝由不仅要求施术者有一定的医学知识，且术前必须了解患者的发病原因，然后才能采取胜以制之的恰当方法进行治疗，因此祝由治病必须具有很强的医学知识和分析推理能力。"

所以，看起来很神秘的祝由术，好像行的是鬼神之事，事实上，祝由之所以取效，还是如岐伯所说，"因知百病之胜，先知百病之所从"。祝，就是"咒"的意思；由，指的是病所由来，也就是病根所在。人秉天地精华而生，内有七情喜怒忧思悲恐惊之伤，外有风寒暑湿燥火六淫之劫，怎么可能不生病呢。一生了病，就开始穷根究源，穷到无可穷，究到无可究，开始往鬼神的路子上靠，说是鬼神致病，其实仍旧是一种心理因素导致的疾病。古人云："吾心无鬼，鬼何以侵之，吾心无邪，邪何以扰之，吾心无魔，魔何以袭之。"说到底，还是心病。

说到底，祝由科是符合天地之间的"道"的，它认识到生命的本体是"神"，神是心脑的组合体，是诸病之原。所谓道生一，一生二，二生三，三生万物，这万物里，当然也包括病了。它就在道的层面上调整人的气机，以疗疾病。

所以，无论是不是祝由，一个好医生给人看病，一定是要专心致志，心无旁骛，和病人气机相通，所谓："四体既静，一意抟心，耳目不淫，虽远若近，思虑生知。""转于意，一于心，耳目端，知远之证，能专乎，能一乎，能毋卜筮而知吉凶乎？能止

乎，能已乎，能毋求诸人而得之于已乎？故曰：思之，思之，又重
思之，思之而不能，鬼神将通之，非鬼神之力也，哺气之极也。"
《管子·心术下》

很多时候，杀死我们的身体的是我们的心理。一个非洲的原
始部落里，一个土人得罪了部落里的巫师，巫师闭上了眼睛，对他
指画一通，嘴里念念有词，说是在对他施法，土人吓得面如死灰，
回家就一病不起，几天后就死了。欧洲科学家伍德博士发现了这种
非洲原始部落里的死亡诅咒现象，发现它不只存在于原始部落，
而是在整个人类社会都普通存在。比如一个英国小镇上，一个医生
对来他这里就诊的一位邻居说，他患得胃癌，最多只能活半年。这
位邻居其实只是胃病，只是因为和他有嫌隙，他就整人家，结果这
位邻居信以为真，陷入绝望，不到一个月就死掉了。伍德认为这个
医生也给邻居施加了死亡诅咒。实际上，诅咒的法力不在于什么神
秘的令人致死的力量，而是摧垮受术者的心理。伍德的考察报告发
表后引起轰动，人们后来就把这种死亡诅咒现象称为"伍德死亡
诅咒"。

这种诅咒有时候可不是别人施加给自己的，施术的人是自己。
在那次震惊世人的泰坦尼克号沉船事件里，有的人很幸运，坐上了

救生艇。但是，救援人员两小时后赶到，却发现救生艇上的人有的已经死了。他们没有受到致命外伤，也没有受到冰冷的海水浸泡，外力没有杀死他们，杀死他们的只能是对生存的绝望和对死亡的恐惧。

20世纪50年代，有一艘英国的集装箱运货船负责把马德拉群岛的酒从葡萄牙运到英国去。途中一名水手被误关在冷藏室里面。他有足够的食物储备，却知道自己活不了多久，这里太冷了，会冻死的。

于是他用一块金属片，在板壁上刻下了他每时每刻经受痛苦的感觉：寒冷是如何让他变得麻木，他的鼻子，手指还有耳朵都结了冰，变得和玻璃一样脆弱。他还描述了寒冷的空气是如何一点点地啃噬着他的伤口，那种灼痛让人难以忍受。就这样，一点一点的，他的身体僵硬了，他死了。

当船在里斯本靠岸后，船长打开了冷藏室的门，发现了水手的尸体，也读到了水手临终的痛苦经历。但是，最让他吃惊的是，冷藏室的温度计上显示的是19摄氏度——冷藏室中的货物不多了，所以在返航的途中，冷却系统根本没有工作——水手不是被冻死的，他是被自己的想象杀死的，或者说，是被还没到来的危险吓死的。

说实话，现在的人们，都普通有一种焦灼的心理，怕穷，怕苦，怕累，怕死，结果吓来吓去，就算不把自己吓死，也吓个半死，身体出现这样那样的问题。负面情绪积累多了，你想想吧，肾主恐惧，肝储愤怒，肺藏哀伤，所谓五劳七伤，你天天在这种毒水里泡着，身体不出毛病才怪。

然后，等身体出了毛病，我们还没有注意到它只是我们内心的求救信号，还头疼医头，脚疼医脚，多么可悲。

世界心理卫生组织指出，70%以上的人会以攻击自己身体器官的方式来消化自己的情绪。胃病啊，皮肤长痘、起红疹啊，小便刺痛啊，还有别的更严重的病症，都是说明你的内心失衡了，情绪郁积了，需要你的眼光向内看，而不是一味盯着外界的房子、车子、票子、儿子、孙子、老子、单位、同事、亲戚、朋友去看了。该多关心关心你自己了。

说到底，自己的健康自己做主，关注自己的身心，也关注四季的日子和节气，该运动的时候运动，该进补的时候进补，该休养生息的时候休养生息，踏着阴阳四季的步子去走，跟上天地运行的规律，心里不焦灼、不奔命，过得就会比较舒服。

黄帝问于少俞①曰：五味入于口也，各有所走，各有所病。酸走筋，多食之，令人癃；咸走血，多食之，令人渴；辛走气，多食之，令人洞心；苦走骨，多食之，令人变呕；甘走肉，多食之，令人悗心。余知其然也，不知其何由，愿闻其故。

少俞答曰：酸入于胃，其气涩以收，上之两焦②，弗能出入也。不出即留于胃中，胃中和温，则下注膀胱，膀胱之胞③薄以懦，得酸则缩绻，约而不通，水道不行，故癃。阴者，积筋之所终也④，故酸入而走筋矣。

黄帝曰：咸走血，多食之，令人渴，何也？

少俞曰：咸入于胃，其气上走中焦，注于脉，则血气走之。血与咸相得则凝，凝则胃中汁注之，注之则胃中竭，竭则咽路焦⑤，故舌本干而善渴。血脉者，中焦之道也，故咸入而走血矣。

黄帝曰：辛走气，多食之，令人洞心，何也？

少俞曰：辛入于胃，其气走于上焦，上焦者，受气而营诸阳者也。姜韭之气熏之，营卫之气不时受之，久留心下，故洞心。辛与气俱行，故辛入而与汗俱出。

黄帝曰：苦走骨，多食之，令人变呕，何也？

少俞曰：苦入于胃，五谷之气，皆不能胜苦。苦入下脘，三焦之道皆闭而不通，故变呕。齿者，骨之所终也，故苦入而走骨，故入而复出，知其走骨也。

黄帝曰：甘走肉，多食之，令人悗心，何也？

少俞曰：甘入于胃，其气弱小，不能上至于上焦，而与谷留于胃中者，令人柔润者也。胃柔则缓，缓则虫动，虫动则令人悗心。其气外通于肉，故甘走肉。

注释

①少俞：上古时代传说中医家，尤精针灸术。据传系俞跗之弟、黄帝之臣。据传与黄帝论述医药。黄帝因与他及岐伯等多名臣子论述医药而著《内经》。

②上之两焦：之，动词，行，走。两焦，即上、中二焦。

③胞：俗称"尿脬"，即现代医学的膀胱。

④阴者，积筋之所终也：阴者，指前阴而言。积筋，即诸筋或宗筋。人的前阴，就是人身诸筋终聚之处。杨上善："人阴器，一身诸筋终聚之处。"张景岳："阴者，阴气也；积筋者，宗筋之所聚也。"

⑤咽路：咽道。

纪老师说 ●●●

"吃"是人生一大要事，凡事过犹不及，饮食也是如此。五味入口，不可嗜食太过，否则坏处多多："五味入于口也，各有所走，各有所病。"

酸类的食物是走筋的，走肝的；辛类的东西是走气的，肺主气——我一个朋友，一点辣不能吃，稍微吃一点就鼻头通红，一个劲打喷嚏，流眼泪；苦味的东西走血，血走心。夏天容易上火，多吃苦瓜就是为的败火。我以前极不喜吃苦瓜，屡次尝试都失败，觉得不能入口。有一年夏天，一本书写作不顺，非常上火，家人炒了一盘苦瓜，当时夹起来就吃，奇怪，竟然觉得没那么苦，而且还挺好吃的，我自己就吃掉半盘。从那以后，就接受了苦瓜这种东西了。所以心火太盛的时候，吃苦瓜都不觉得太苦了。咸类的东西走骨，就是走肾，所以不吃盐人会没力气，吃盐过多，肾又会受伤。还是那句，过犹不及；甘走肉，甜味的东西走肉，也就是走脾胃。小孩子为什么爱吃糖？他脾虚啊。还有好些胖胖的女孩子，特别爱吃甜食，蛋糕啊、巧克力啊、饼干啊，她就是脾虚造成的虚胖，因为脾虚，所以嗜吃甜食。

因为有这样的原理，所以得了肝病不能吃酸的，酸主收敛，肝气要发散，就不能太收敛。如果肺出了问题，就不能吃辛味的东西，一受刺激更咳个不停。如果病在骨，不能吃咸，你的元气需要涵蕴，不能老是调动，所以口味要淡。病在血，也就是心脏出问题，那要少吃苦的东西。如果脾有问题，不能吃甘甜油腻的东西，脾是主运化的，一味吃难消化的东西，不是加重它的负担吗？

所以凡事、凡物适可而止，五味也不可食用过度。食咸过多，血脉凝聚，脸就发黑；食苦过多，皮肤干枯萎缩；食辛过多，手爪握力不强劲；食酸过多，嘴唇变厚；食甘过多，会掉头发。

"人生在世，吃穿二字"，中医所谓五谷为养，五果为助，五畜为益，五菜为充。粮食蔬菜肉类瓜果，哪一样也不能少。所以，我想借《黄帝内经》的这段话，专门说说咱们吃饭的事情。

说到吃饭，不得不提一个专门念叨吃饭的经典：《随园食单》。

《随园食单》是袁枚所著，对吃的讲究实在是到了极致。它的"先天须知"里讲："凡物各有先天，如人各有资禀。人性下愚，虽孔、孟教之，元益也；物性不良，虽易牙烹之，亦元味也。指其大略：猪宜皮薄，不可腥臊；鸡宜骟嫩，不可老稚；鲫鱼以扁身白肚为佳，乌背者，必崛强于盘中；鳗鱼以湖溪游泳为贵，江生者，必搓枒其骨节；谷喂之鸭，其膘肥而白色；奎土之笋，其节少而甘鲜；同一火腿也，而好丑判若天渊；同一台鲞也，而美恶分为冰炭；其他杂物，可以类推。大抵一席佳肴，司厨之功居其六，买办之功居其四。"

任何事物都有它自身的特点，就像人各有不同的天资禀性。一个人太笨，就是孔子、孟子来教他，也无济于事；同样，如果食物本性不好，即使让易牙这样的名厨来烹调，也成不了美味。食物的基本要点是：猪肉应挑皮薄的，不能有腥臊味；鸡最好是阉过的嫩鸡，不要太老或者太小；鲫鱼身扁、肚白的是最好的，黑背鲫鱼，肉体僵硬，放在盘子中也会显得难看；鳗鱼以生活在湖水、溪水中的为好，长在江里的一定骨节多得如树杈；稻谷喂的鸭，肉质白嫩而肥硕；沃土上长出的竹笋，节少而且味道又甜又鲜；同一种火腿，好坏有天壤之别；同样产自浙江台州的剖开晒干的鱼，味道也好比冰和炭，相去甚远。其他的食物可以依此类推。一般地说，一桌好的菜肴，厨师手艺占六成功劳，而采买人的水平占四成。

这话说得极有道理。乾隆时代的清朝才子，南有袁枚，北有纪晓岚。纪昀不用讲，那叫一个才高八斗自风流；袁枚本来也是个官，却好好地就要弃官归隐随园，此后那么漫长的岁岁年年，著文论诗，品茗讲食，一身烟火气，又一身云霞气。"不着衣冠近半年，水云深处抱花眠。平生自想无官乐，第一骄人六月天。"他也像贾宝玉一般，既得了富贵，又得了闲散——闲散是他的本性。

刘备依附刘表生存日久，一日起身如厕，见己身髀肉复生，亦不觉潸然流涕。刘表怪而问之，刘备长叹一声："我往常身不离鞍，髀肉皆散；分久不骑，髀里肉生。日月磋跎，老将至矣，而功业不建：是以悲耳！"像他这样，让他闲散，闲散又安可得哉。所以他是一仗仗打，一次次逃，灰头土脸也要拼命挣一个前程。这亦是他的本性。

庄子笔下的大葫芦大得塞山填海，不堪舀水之用，它的本性本来也不是用来舀水，不过是用来当成船，海上漂荡；大树大得遮天蔽日，不堪做家具之用，它的本性本来也不是用来做橱子衣柜，不过是用来替行人遮阴。

所谓本性，是对人而言；对物来讲，就是先天。它是怎样，就只能怎样、只好怎样、不得不怎样、不能不让它怎样。

"存在先于本质"——萨特的意思是说，人必得先存在，才能有他后天的道德或修炼而成的灵魂。对于物来讲，亦是如此。凡物也有它自己的本性。

去昆山，吃过朋友亲自下船，在自家别墅后园的阳澄湖里捞起来的小河虾。湖水清亮，鹅鸭款游其上。捞起虾来，只是沸水一绰，即起锅装盘，壳薄肉嫩，新新鲜鲜。朋友的小孩小嘴巴咕容咕容，就吐出一个薄薄透明的皮，虾肉吃在嘴里，咕咕容容地嚼，一嚼一包水，略无一些渣滓，自来的嫩与鲜，真是一份好先天。

把各具先天本性的东西做成食物，供我们下肚，这个时候，我们要表现出对食物应有的尊重：吃饭的时候，就是吃饭，放下工作——"工作餐"这种东西，说实话，它是一个怪物，极其不利于养生。满脑子工作，嘴巴里谈的也是工作，你知道你吃进去的是什么吗？要不然就是不知不觉塞得过饱，要不然就是食而不其味，吃到一半觉得饱了就不吃了。大脑高速运转，去考虑工作了，胃还有力气去搞消化吗？长此以往，身体是会出问题的。

我们吃饭，还是要贯彻孔子的那种做派："食不厌精，脍不厌细，食饐而餲，鱼馁而肉败，不食；色恶不食；臭恶不食；失饪不食；不时不食；割不正不食；不得其酱不食。肉虽多，不使胜食气。唯酒无量，不及乱。沽酒市脯不食，不撤姜食，不多食。食不语。"

"食不厌精，脍不厌细"，不是说一定要吃得极其精美，肉一定要切得极细，而是说哪怕菜肴极其精美，也不要吃得过多，哪怕肉切得极细，也不要吃得过多。吃的东西要有"度"，这个很重要。

什么时候的人吃东西才没有度？物资极度匮乏的年代，人们心里没有安全感，总觉得吃了上顿不知道下顿在哪里，所以要尽可能地多吃，哪怕身体用不了也先存起来再说。在那种年代，甚至会以胖为美。

《诗经》里有一个词：硕大。

"彼泽之陂，有蒲与荷。有美一人，伤如之何？寤寐无为，涕泗滂沱。　彼泽之陂，有蒲与蕑。有美一人，硕大且卷。寤寐无为，中心悁悁。　彼泽之陂，有蒲菡萏。有美一人，硕大且俨。寤寐无为，辗转伏枕。"（《诗经·国风·陈风·泽陂》）。大意是

"那个池塘堤岸旁，既长蒲草又长荷。有个健美的青年，使我思念没奈何。睡不着啊没办法，心情激动泪流多。那个池塘堤岸旁，既长蒲草又长兰。有个健美的青年，高大壮实而且头发鬈。睡不着啊没办法，心中愁闷总怅然。那个池塘堤岸旁，既长蒲草又长莲。有个健美的青年，高大壮实而有双下巴。睡不着啊没办法，枕上翻覆难安眠。"

"俨"，据考证就是双下巴的意思。双下巴啊，高大壮实自然是好的，可是得胖成什么样才会有双下巴？居然这样能惹得姑娘朝思暮想，泪流成河。

想想也对。穷困的年代，厨子是最令人羡慕的职业，路遥在《平凡的世界》里写："公社在公路对面，一座小桥横跨在东拉河上，把公路和镇子连接起来。一条约莫五十米长的破烂街道，唯一的一座像样的建筑物就是供销社的门市部。但这镇子在周围十几个村庄的老百姓眼里，就是一个大地方。到这里来赶一回集，值得乡里的婆姨女子们隆重地梳洗打扮一番。另外，这街上的南头，还有个小食堂。食堂里几个吃得胖乎乎的炊事员，在本公社和公社主任一样有名气——生活在这穷乡僻壤的人们，对天天能吃肉的人多么羡慕啊！"

就是这个道理。"坎坎伐檀"的奴隶能吃出双下巴吗？面朝黄土背朝天、一个汗珠子甩八瓣的小自耕农能吃出双下巴吗？那得是做主子的人，天天吃大肉，吃猪油炒的菜，才能吃出双下巴。那时候的双下巴，大约真的跟现在的随身携带八块腹肌、座下开着奔驰宝马一个级别，典型的高富帅。看来任何时代的任何姑娘，审美都有一个大致的趋向性。

《诗经·国风·唐风·椒聊》里也出现了"硕大"："椒聊之实，蕃衍盈升。彼其之子，硕大无朋。　椒聊且，远条且。椒聊之实，蕃衍盈掬。彼其之子，硕大且笃。椒聊且，远条且。"意思是："花椒子一串串，繁衍丰茂采满一升。他那个人儿呀，高大与众不同。一串串花椒呀，香气远远飘动。花椒子一串串，繁衍丰茂采满一捧。他那个人儿呀，体态粗壮厚重。一串串花椒呀，香气远远飘动。""硕大无朋"，硕大到没朋友，那得是多大的一座肉山。又说"硕大且笃"，意思是一举步震得浑身肉动，脚下地动。而这居然是歌颂的对象，羡煞现代的男胖子。又有专家有不同说法，说是本诗以"椒聊"起兴，而花椒一嘟噜一嘟噜地相攒聚，意在赞美多子的妇人。这么说来，婚后多子的妇人成为歌颂对象，这个妇人长得又高大又肥壮。这个形象美吗？不过，再想想也正常：

审美口味和人的口粮品级密切相关，越穷困的时代越以胖为美，越初级富裕的时代越以胖为美，胖成了财富的外在昭示：你们都穷而我有钱，你们都瘦而我有肉，我胖我任性，我为我代言。

有《诗经·国风·豳风·狼跋》与之相印证："狼跋其胡，载疐其尾。公孙硕肤，赤舄几几。狼疐其尾，载跋其胡。公孙硕肤，德音不瑕！"意即"老狼前行踩颈肉，后退绊尾又跌倒。贵族公孙腹便便，脚蹬朱鞋光彩耀。老狼后退绊尾跌，前行又将颈肉踩。贵族公孙腹便便，德行倒也真不坏。"公孙，即诸侯之孙。硕肤，大腹便便貌。马瑞辰《毛诗传笺通释》曰："硕肤者，心广体胖之象。"看来，《诗经》里的高富帅，真的就是极其直观明白的高大胖，脑门子上直接刻仨字：我有饭！我有肉！我有钱！

既然男子和已婚妇人都以胖为美了，没有道理少女还以瘦为美。这是那个时代的审美观，《楚辞》里也有对美女"青色直眉，美目婳只。靥辅奇牙，宜笑嫣只。丰肉微骨，体便娟只"的赞颂。那么这首对应着一个少女害相思病的"月出皎兮。佼人僚兮。舒窈纠兮。劳心悄兮。月出皓兮。佼人懰兮。舒忧受兮。劳心慅兮。月出照兮。佼人燎兮。舒夭绍兮。劳心惨兮"。（《诗经·国风·陈风·月出》），诗中"佼人"，长什么样子？莫不也是一个女胖子？可是又不大可能，毕竟奴隶主是少的，平民和奴隶家的小女孩子，饮食不丰盛，想胖也不成功。真是幸运，若《诗经》里真的游走着一个个的大胖女人，估计多少爱《诗经》的人都会像沈从文："某月某日，见一大胖女人从桥上过，心中十分难过。"

孔子生活的年代，大体上也就是《诗经》里的诗歌诞生的年代。他在那时候提出"食不厌精，脍不厌细"的理论是十分先进的，说明他十分注重身体健康，注重养生。我们现在吃自助餐还讲究"扶着墙进去，扶着墙出来"，还达不到孔子的境界呢。

孔子还讲究腐烂的食物不吃，颜色不好的不吃，味道不好的不吃，烹调方法不对的也不吃，时候节令不对的也不吃——这个现在可做不到的，超市里的物品那么丰富，春夏秋季，四个季节的瓜菜都集合在一起。但是，能注意的时候还是要注意一下的，因为时令和季节与天地之气是相关联的，我们不能提挈天地，但是要尽量做到顺应天地节奏而动。

以上这些讲究也算了，为什么还讲究"割不正不食"呢？难道切割得不对，不好看，也就不能吃吗？给人感觉孔子好像是有些苛刻了，不过想想还是有道理的，作为一个厨师，你做出菜来形都不正，显然你的工作素养不到位；你的工作素养不到位，或者是你的态度不对，或者是你的水平不行，无论哪一样，你就不光会犯"割不正"的错误，还会犯别的更大的错误，比如作料放错了，比如火候没把好，比如食材没弄干净，等等。由小可以见大，孔子这是窥一斑而知全豹，用的春秋眼法观人、知人，观菜、知菜。

"不得其酱不食"，酱料不对，作料不对，也不吃。

《随园食单》的"作料须知"如此说："厨者之作料，如妇人之衣服首饰也。虽有大姿，虽善涂抹，而敝衣蓝缕，西子亦难以为容。善烹调者，酱用伏酱，先尝甘否；油用香油，须审生熟；酒用酒酿，应去糟粕；醋用米醋，须求清冽。且酱有清浓之分，油有荤素之别，酒有酸甜之异，醋有陈新之殊，不可丝毫错误。其他葱、椒、姜、桂、糖、盐，虽用之不多，而俱宜选择上品。苏州店卖秋油，有上、中。下三等。镇江醋颜色虽佳，味不甚酸，失醋之本旨矣。以板浦醋为第一，浦口醋次之。"

就是说，厨师用的佐料好比女人的衣着装饰。有些女子虽然貌若天仙，也善于涂脂抹粉，然而，如果穿得破破烂烂，即使西施也难以显示她的美。善于烹调的人，用酱要用夏日三伏天制作的酱，还得先尝一尝它的味道是否甜美；油用香油，还要分辨是生油还是熟油；酒则要用酒酿，还要滤去糟粕；醋用米醋，要清爽纯冽的。

而且，酱有清酱、浓酱之分，油有荤油、素油之分，酒有酸、甜的差别，醋有陈、新的区分，使用时不可有丝毫的差错。其他如葱、椒、姜、桂、糖、盐，即使用得不多，也都应选最好的材料。苏州店铺卖的酱油，有上、中、下三等。镇江醋颜色虽好，但味道不是很酸，失去了醋最重要的特征了。醋以板浦（今江苏灌云县板浦镇）产的最好，浦口（今江苏南京市浦口区）产的次之。

单是一个作料，就有这么多的讲究。

中午吃手揪面，我掌勺做的茄卤。圆茄切丁，多搁油，葱花、蒜瓣炝锅，花椒大料提香，放茄丁翻炒，早放盐，好出汤，不至于粘锅。候茄丁半熟时淋酱油，生抽颜色太淡，老抽颜色太浓，普通的酱油最为合宜。等茄子炒得油亮将出锅时淋醋，好比画好龙此时点睛。

其实平生不爱吃炒茄子，后来无意中看到一句话。是汪曾祺小说里的一个人物，对生活要求不高，说："嗐，有碗醋卤面吃就得啦。"文中考证出"醋卤面"是"山西吃儿"，就是"茄子打卤，搁上醋"。一下子茅塞顿开。一味醋就让一款普通菜成了心头爱。作料真是一门学问。

善烹调者必善用作料，如女人的善着衣、善画眉、善插戴。酱用伏天做的酱，还要尝它是不是甘甜；油用香油，还要分是生香还是熟香；酒用酒酿，不能有酒糟混浊；醋用米醋，讲究的是清洌味酸。且酱又有清酱和浓酱，油又有荤油和素油，酒有酸酒和甜酒，醋有陈醋和新醋之分。其他作料，凡是人家厨房，也必是琳琳琅琅。葱、花椒、生姜、桂皮、糖和盐。

日常开门七件事：柴米油盐酱醋茶，油盐酱醋皆是作料的行列，油使人润，盐使人劲，酱使味美，醋使人胃口开。所以民间俗语才会说"没有不开张的油盐店"。若是连油盐店都不开张了，此地必是绝地荒山，无了人烟。

《西游记》里唐僧出发，路遇猎户伯钦，被他延请至家，摆上饭来，却是荤食。伯钦的母亲就叫媳妇将小锅取下，着火烧了油腻，刷了又刷，洗了又洗，却仍安在灶上。先烧半锅滚水别用，却又将些山地榆叶子，着水煎作茶汤，然后将些黄粱粟米，煮起饭来。又把些干菜煮熟，盛了两碗，拿出来铺在桌上。这就是给三藏准备的斋饭。伯钦就铺排些没盐没酱的老虎肉、香獐肉、蟒蛇肉、狐狸肉、兔肉，剁点鹿肉干巴，满盘满碗的，陪着三藏吃斋。

这家人吃饭，不见什么盐酱，这可怎么吃法？有点像满清未入关前的样子，吃肉不讲作料，大块的白煮。入关后，满人贵族会开设食肉大会，来客团团盘膝而坐，主人家派人捧上盛着十来斤白煮肉的铜盘，不加盐酱，客人自带小刀片食。可是毕竟是日子滋润，若是不加作料，肉油腻不堪吃，于是客人会自带高丽纸——古代高丽国出产的纸，色白如绫，坚韧如帛，在酱油中反复浸泡、晾干，再浸泡、再晾干，纸里吃透了作料。小刀片下肉来，用高丽纸托着入口，纸中的酱油渗到肉中，肉就美味可口。

所以油盐酱醋算得上作料界的四大当家。

初有文字时，并无"油"字，早时称油为"膏"或"脂"。有角者提炼出来称脂，无角者提炼出来称膏。也就是说，牛油羊油必称脂，猪油则称膏。

荤油的诞生远比素油要早。

素油的提炼，大约始于汉。《三国志·魏志》载："孙权至合肥新城，满宠驰往，赴募壮士数十人，折松为炬，灌以麻油，从上风放火烧贼攻具。"芝麻初名"胡麻"，《梦溪笔谈》云："汉史张骞始自大宛得油麻种来，故名'胡麻'。"这里是把芝麻油用来照明的，当然也可以用来吃。明代《天工开物》记当时榨油："北京有磨法，朝鲜有舂法，以治胡麻，其余则皆从榨也。"《天工开物》说，用榨油法，胡麻每石得油四十斤，莱菔子每石得油二十七斤，芸台子每石得三十斤，菘菜、苋菜子每石得三十斤，茶子得一十五斤，黄豆得九斤。奇怪的是，花生油始终未曾在这些年代的典籍中出现，它应该是出现最晚的食用植物油。

沈从文的文章里专门写到他生活的年代桐油是怎么榨出来的。

油坊外面的空坪上，堆着从各处送来的桐子的小山。油坊四围是成千成万的油枯。屋子正中是一个用石头在地面砌成的圆碾池，对径至少是三丈，三条黄牛绕大圈子打转，拖着那个薄薄的青钢石磨盘，把碾池里面晒干了的桐子都碾得碎裂。两个年轻人把碾碎的桐子末用一块大方布包裹好，放到一个锅里去蒸，蒸透蒸熟，取出放在预先扎好的草兜里，包好了，把这东西捶扁成饼状，抬到油榨上。然后打油人"赤着膊，腰边围了小豹之类的兽皮，挽着小小的发髻，把大小不等的木劈依次嵌进榨的空处去，便手扶了那根长长的悬空的槌，唱着简单而悠长的歌，訇的撒了手，尽油槌打了过去……于是那从各处远近村庄人家送来的小粒的桐子，便在这样行为下，变成稠粘的、黄色的、半透明的流黄，流进地下的油糟了"。

想来手工榨油，当处处如此。北京大小胡同纵横，还有一个油坊胡同。

荤油是炸出来的。早期人类以狩猎为生，打了猎物，自从会用火，自然就好提炼荤油。幼时缺肉，以肉肥为美，好不容易买了一块好肥肉，要切成小块，放锅里炸出油来，放油罐里任其凝结，吃时挖一小块。而炸油后的油渣子，撒点盐花，即是无上美味。煮面条作卤时，放几块油渣子，更是增香提味。猪油炒青菜，又鲜又香。

南方人吃猪油较多，宁波有猪油汤团，苏州有猪油年糕，潮州有潮式猪油花生糖，软而肥，香味浓，甜性重。上海的大街小巷，旧时常吃猪油菜饭。煮一大锅菜饭，吃时用碗盛了，从搪瓷茶缸里挑一块猪油来，埋在热的菜饭里，看凝脂亮晶晶、油汪汪地化开，然后将那一汪拌匀，便是香喷喷的猪油菜饭。猪油盒是甘肃天水的名小吃，把有韧性的面拉成长条，用手蘸些胡麻油抹上，揪成小面团，按扁，再把早就制好的生油酥卷包上，再按，放入猪板油、葱末、精盐等，一捏，收口，一个猪油盒的生坯子就做好了。然后，把鏊子上抹些胡麻油，稍热，将生坯放入，烙一会儿，再放些胡麻油，炸至金黄色取出，再入炉烤熟。酥脆松软、滋味浓香。

猪油是物资匮乏年代的贵重东西。《礼记》中周代专供天子之食的"八珍"，其中有"淳熬"和"淳母"。"淳熬"是"煎醢加于陆稿上，沃之以膏"，就是把肉酱煎熟之后放在米饭上，再浇上猪油。而"淳母"只不过把大米饭换成黄米饭。这就是古代天子的美食，原来不过是多了一层肉酱的猪油拌饭。

五味之中咸为首，所以盐在调味品中绝对不可或缺。打个比方，爱人是生命里的盐，情人是生活里的糖。生活纵使无糖不欢，可是命里无盐就没有了筋骨。汤里放盐，犹如爱里放责任。

中国最早是用海水煮盐，距今约两千八百年。后来诞生了盐井，《蜀王本纪》："宣帝地节中始穿盐井数十所"，距今也已两千多年。汉代开始利用盐池取盐。王《洛都赋》："东有盐池，玉洁冰鲜，不劳煮，成之自然。"初期盐的制作不易，耗工耗材耗时，量少价贵。盐一诞生，就有盐政。周朝掌盐政的官员叫"盐人"。《周礼·天官·盐人》："盐人掌盐之政令，以共百事之盐。祭祀共其苦盐、散盐。宾客，共其形盐。王之膳羞，共其饴盐，后及世子亦如此。"汉武帝始设立盐法，实行官盐专卖，禁止私产私营。立盐法后，市民食盐是有规定的。《管子》："凡食盐之数，一月丈夫五升少半，妇人三升少半，婴儿二升少半。"

古时盐有各种颜色。《北户录》："恩州有盐场，色如绛雪。琴湖池桃花盐，色如桃花，在张掖西北。"《广志》："海东有印成盐，西方有石子盐，皆生于水。北胡中有青盐，五原有紫盐，波斯国有白盐如石子。"《金楼子》："清池盐正四方，广半寸，其形扶疏。"以泰州为中心的淮南大盐场，原本是两淮盐业的集中产地。汉至唐宋间，泰州地区所产盐一直史称"吴盐"。李白在《梁园吟》中写道："玉盘杨梅为君设，吴盐如花皎白雪，持盐把酒但饮之，莫学夷齐事高洁。"

古代盐商十有八九都发了大财，如白居易《盐商妇》中所写："盐商妇，有幸嫁盐商。终朝美饭食，终岁好衣裳。不事田农与蚕绩，皓腕肥来银钏窄。前呼苍头后叱婢，问尔因何得如此？婿作盐商十五年。官家利薄私家厚，盐铁尚书远不知。"

几十年前，盐还很稀罕。一篇文章讲新中国成立前贵州人吃盐，主要是吃岩盐，其状如石。几乎家家吃的都是"涮盐"，就是用根细麻线将盐捆紧了，吃时将盐在菜里急急地涮上一圈后赶紧提起。涮盐的权力，一般掌握在家里地位最高的人手里。锅的上方都有个悬挂着的小钩，离锅有两三尺高。盐涮完后就挂在钩上，让附在盐上的汤水好往锅里滴。吃完饭，盐也就要收起来，以防馋嘴的小孩趁大人不注意时去舔吃。

有油味香，有盐味咸，有酱味浓。刚开始，酱是用肉加工制成。《说文》中说"酱"是"醢也。从肉从酉，酒以和酱也"。就是说，酱是用肉、酒杂糅在一起的，加上盐。当时不是调料，而是美食。从《周礼》中看，周代的酱品已有一百多种；到了《礼记·内则》中记载，吃牛肉、羊肉、猪肉都要用醢拌着吃，吃鱼脍，则用芥酱蘸着吃。用螺肉酱吃雕胡米饭和野鸡羹，吃麦米饭时配干肉煮的粥和鸡羹，吃细舂稻米饭配狗肉羹和兔肉羹。烧鸡时肚里塞蓼叶，要用醢。烧鱼时肚里塞蓼叶，要用鱼子酱。烧鳖时肚里塞蓼叶，也用醢。吃干肉片蘸蚁卵酱，吃干肉粥用兔肉酱，吃熟麋肉片蘸鱼酱，吃鱼片蘸芥酱。这时候的酱，已经成了调味品。

古人度日，看老天爷脸色行事，天覆地载，视天为父，视地为母。天道众象在他们眼里是众神的狂欢抑或愤怒，所以既尊重，又觉恐怖。具体到做酱时，就要把"醢"上升到"天地阴阳之气所生"的高度，且讲究做酱最好是夏天，可是夏天又不能打雷，否则酱不能持久。

一位苏州朋友讲其家乡做酱，要在每年石榴花开时节，江南进入梅雨季，苏州人家开始做酱。把黄豆或蚕豆豆瓣泡软洗净，拌和面粉，入锅蒸煮。豆糕出笼晾凉，切成小块，放在饭笸和竹匾里，盖上旧报纸遮尘。几天后豆糕表面长一层黄色霉毛，然后拿到大太阳底下曝晒，晒得硬如石子。然后按一斤水兑三四两盐的比例先煮盐水，倒入洗净的缸内，再把这些硬硬的"酱黄"放进去泡，待其吃足盐水变软，选一个大晴天，洗净手，把酱黄块捏碎，拌至粥糊，放太阳底下去晒。一般都会在缸口蒙一层细白纱布，偶尔烈日下也会撩开纱布，黄昏时分则要盖上缸盖。下半夜露水下来，又要掀开缸盖或纱布，承受夜露。清晨日头未出，又要每天"搅酱"，为使日晒夜露均匀。大约三伏天过后，酱呈深褐色，用筷轻轻一搅，甜香四溢，浓郁扑鼻，即告功成。有时会在缸内插进一个筒形漏斗，让澄清的酱汁慢慢渗出，这就是苏州人所说的"母油"，就叫"抽油"了。传统苏帮名菜就有一道"母油鸭"，以"母油"烹调而成。

至于酱油，自然是由酱演变而来。清《调鼎集》中，抄有"造酱油论"：比如做酱油越陈越好，有留至十年者，极佳。乳腐同上。比如每坛酱油浇入麻油少许，更香。又，酱油滤出，入瓮，用瓦盆盖口，以石灰封口，日日晒之，倍胜于煎。比如做酱油，豆多味鲜，面多味甜。北豆有力，湘豆无力。比如酱油缸内，于中秋后入甘草汁一杯，不生花。又，日色晒足，亦不起花……

到了清代，已有包括香蕈、虾子在内的各种酱油，又有红酱油和白酱油之分。酱油的提取也开始称"抽"：本色者称"生抽"，在日光下复晒使之增色、酱味变浓者，称"老抽"。

曹操行军，士兵渴甚。他用鞭虚指，说前方有一梅林，于是士兵口生津液，止了焦渴。在醋诞生之前，古人确实用梅作为调味之酸。《尚书》云："若作和羹，尔惟盐梅。"直到有了醋，梅才从调味品中卸任。早期的醋称"酢"，《广韵》："酢，浆也，醋也。"有人说醋也是由酒的创造者杜康造出来的。据说杜康见酿酒后的酒糟被扔掉，觉得可惜，就把酒糟攒在一只缸里，搀上水。过了二十一天，缸内有了香味，他开缸尝尝缸中的糟汁，觉得又甜又酸，就把汁逼出来，称为"调味浆"。没想到这种浆非常受欢迎。他因为在第二十一天的酉时发现这种"调味浆"，就把"酉"和"二十一日"合起来，就成了"醋"字。

陶谷在《清异录》称："酱，八珍主人也；醋，食总管也。"醋能增香提味，解腻除腥，确实当得起食总管的职分。

醋的种类也有许多，唐有"桃花醋"、元有"杏花酸"、明有"正阳伏陈醋"。明以后，醋的品种越来越多，李时珍《本草纲目》中记有"米醋""糯米醋""粟料醋""小麦醋""大麦醋""饧醋""糟糠醋"等多种配方。

《旧约》里，最古老的记事是摩西《民数记》第六章第三节："无论男女许了特别的愿就是拿细耳人的愿，他就要远离清酒、浓酒，也不可喝什么清酒、浓酒做的醋，不可喝什么葡萄汁。"据称，这是摩西与主在公元前1250年立的约。在《新约》里，《约翰福音书》中也写道："耶稣说：'我渴了'。那里有一个器皿盛满了醋，他们就拿海绵蘸满了醋，绑在牛膝草上，送到他口。耶稣尝了那醋，就说'成了'，便低下头，将灵魂交付神了。"

不过这里的醋，怕不是真正的醋，而是一种带酸味的葡萄酒。据说这曾经是罗马士兵们喝的饮料。现在仍是意大利、西班牙收割工人喝的饮料。若说作料界里油盐酱醋是四大天王，葱姜蒜桂皮八角花椒之类，算是文臣武吏佐使之类。它们的用法自然也是有许多的讲究，比如蒜蓉油麦菜，蒜蓉是在出锅时才放，成品菜才有一股浓郁的蒜香。又说牛不用韭，羊不用姜。重庆的小面讲究的就是海椒、花椒、姜蒜、榨菜，十来种作料配上骨头熬的高汤，才能够麻辣鲜香。烤鸭香肥，则要搭配甜面酱、大葱、蒜泥、黄瓜条或萝卜条，除腥解腻增鲜香。

家常开门七件事，要想吃得饱，就要有柴米；要想吃得雅，饭毕得有茶；要想吃得香，那就要好好对着油盐酱醋诸多的作料研究一下。

把凡物先天和作料都研究透了，这饭就知道怎么吃了。

吃肉喝酒都不能过度，但是，买回来的酒和肉不要吃——这个对我们来说是有点不大理解了，本来酒和肉都是买来的。但是古时候肉是自家养的鸡猪牛羊等畜禽，酒是自家酿的粮食酒，纯天然绿色健康，就这样都不能过度，可见孔子做人是多讲究。

为什么"不撤姜食"？民间谚语有"冬吃萝卜夏吃姜""上床萝卜下床姜"的说法，分别讲的是四季和一天中的吃姜时间：夏天吃姜为宜，早晨吃姜为宜。姜助阳，助生发，所以孔子讲究吃姜。不过冬天是收敛的季节，古时候一到冬天人们要猫冬、窝冬，吃姜宜少；晚上该要收敛了，显然也就不宜吃姜了，吃些萝卜顺气。

"不多食"这句话说得太对了，再好的东西吃多了也不行，七八分饱即可，真要吃得撑肠拄腹，对肠胃是巨大的负担。胃光顾着消化你吃下去的那么多东西了，它的能量从哪里来？会从心气上来，所以有的人吃得过多，会感觉心跳特别快，心慌胸闷气短，这叫子盗母气。如果上点岁数，很容易出危险。年轻人老这么吃，日积月累，也会出危险。

"食不语"基本上我们都做不到了，一家人忙忙碌碌，好容易吃饭的时候凑在一块儿，就愿意说说笑笑。但是，要注意的是，千万不要大说大笑，很容易吃呛、噎住，很危险。一次一个同事就是吃饭的时候听一个笑话，哈哈笑的时候把一粒花生米呛气管里了，一霎时满面通红，拼命大喘气就是喘不过来，吓得我们要死，手忙脚乱地打120。幸好后来没事，否则就"杯具"了。我在寺庙吃过几次斋，寺院里还确实奉行着"食不语"的规矩，给人感觉很好，非常静。

有一次是在临济寺吃素斋，和一干僧众长条桌排排坐，一人面前两只碗，一碗是菜，一碗是饭。菜就是平常的素烩菜，土豆西红柿洋白菜茄子一锅炖，饭是白米饭。没有人说话，连碗筷声都不大能听得见。我问旁边一个十六七岁的小和尚："这样的饭，吃得惯吗？"声音当然是小小的。

小和尚点头一笑："吃得惯。"声音比我还小。结果就这一声，害他挨了一下。

当时一个和尚饭堂高坐，可能是专管纪律的，此时便走下位来，我抬头看他，他对我们这些俗人倒客气，却拿戒尺反手"笃"一下敲在小和尚的光脑袋上，低喝一句："吃饭！"小和尚疼得一缩，也不敢再出声，乖乖往嘴里扒米。

过后我问掌堂师傅，师傅说，俗人吃饭，边吃边说，最易分神，不辨滋味，这些粮食蔬菜都是种出来叫人吃的，人吃了它要感恩的，浪费和不敬都不是修行中人。越沉默越专心，这是对饭的最大尊重。而且，吃饭的过程，既是接纳每一粒味道分子和食物分子的过程，也是和天地万物交流的过程。食不言，寝不语，身静而后心静，这样才能修炼到禅宗的上乘。

最后，他说了一句话："捂住嘴，才能敞开心。"

这话真对。人们常常虚夸浮躁，焉知不是捂不住嘴的原因。孔子的"食不语"，我们都可以试试，这样有助于倾听我们内心发出来的声音。

病 传

原文

黄帝问于少师①曰：余尝闻人有阴阳，何谓阴人，何谓阳人？

少师曰：天地之间，六合之内，不离于五，人亦应之，非徒一阴一阳而已也。而略言耳，口弗能遍明也。

黄帝曰：愿略闻其意，有贤人圣人，心能备而行之乎？

少师曰：盖有太阴之人，少阴之人，太阳之人，少阳之人，阴阳和平之人。凡五人者②，其态不同，其筋骨气血各不等。

黄帝曰：其不等者，可得闻乎？

少师曰：太阴之人，贪而不仁，下齐③湛湛，好内而恶出④，心和而不发⑤，不务于时，动而后之⑥，此太阴之人也。

少阴之人，小贪而贼心，见人有亡⑦，常若有得，好伤好害，见人有荣，乃反愠怒，心疾而无恩⑧。此少阴之人也。

太阳之人，居处于于⑨，好言大事，无能而虚说，志发于四野

⑩，举措不顾是非，为事如常自用⑪，事虽败而常无悔。此太阳之人也。

少阳之人，諟谛⑫好自贵，有小小官，则高自宜，好为外交而不内附。此少阳之人也。

阴阳和平之人，居处安静，无为惧惧，无为欣欣，婉然从物，或与不争，与时变化，尊则谦谦，谭而不治⑬，是谓至治。古人善用针艾者，视人五态乃治之。盛者泻之，虚者补之。

注释

①少师：春秋时楚国设置，为君主的辅弼之官。北周以后，历代多沿置，与少傅、少保合称三孤。

②凡五人者：张景岳："太阴、少阴、太阳、少阳者，非如经络之三阴三阳也。盖以天禀之纯阴者太阴，多阴少阳者曰少阴，纯阳者为太阳，多阳少阴者为少阳，并阴阳和平之人，而分为五态也。"

③下齐：形容谦虚下气，待人周到，假装正经。下，谦下。湛湛：深貌。这里是形容深藏险恶之心。马元台："下齐湛湛，内存阴险，外假谦虚，貌似下抑整齐。"

④好内而恶出：就是好得恶失，喜进不喜出。马元台："内，同

纳。好纳而恶出者，有所得则喜，有所费则怒也。"

⑤心和而不发：指心情和顺，而不外露，即"喜怒不形于色"。

⑥不务于时，动而后之：不识时务，而只知利己，看风使舵，行动后发制人。张景岳："不务于时，知有己也。动而后之，不先发也。"

⑦亡：泛指损失、不幸之事。

⑧心疾而无恩：指因为心怀妒忌而忘记了恩惠，有忘恩负义的意思。疾，通"嫉"。

⑨于于：自满自足。《庄子·盗跖》："卧则居居，起则于于。"疏："于于，自得之貌。"

⑩志发于四野：这里是形容好高骛远。

⑪为事如常自用：指常常意气用事，而自以为是。如，通"而"，转接连词。

⑫諟谛：审慎。张景岳："諟谛，审而又审也。"即反复考查研究，做事仔细。

⑬谭而不治：谭，即"谈"。指用说服的方法以德服人。

"天地之间，六合之内，不离于五"，这里的六合是指天地之间，就是我们生活的这个空间，上、下、东、西、南、北组成一个六面体的盒子，和"天地之间"同义。

这里涉及一个神秘的数字："五"。

我国远古时代，对于"五"是十分推崇的，比如《尚书》中将亲属关系划分为父、母、兄、弟、子五类，称为"五典"；将美德划分为义、慈、友、恭、孝五类，称为"五教"；将官爵分为公、侯、伯、子、男五等，称为"五礼"；刑法则分为额头刻字、割鼻子、砍脚、阉割、死刑五种，称为"五刑"；另外还有五礼、五品、五器、五服、五宅。而在占星学中，有岁星、荧惑、镇星、太白、辰星五星（即木、火、土、金、水五星）；人体中，则有心、肝、脾、肺、肾五脏。

《礼记》记载周代礼制中最高级别的官员有五个，分别叫司徒、司马、司空、司士、司寇；《周礼》记载周代的行政级别是按照州、党、族、闾、比五级设置的，而祭祀的牲畜则用牛、鸡、羊、狗、猪五种。

战国时哲学家邹衍提出天地间万物由"金""木"

"水""火""土"五种基本元素构成，称为五行，五行之间相生相克。

《黄帝内经·素问·六节藏象论》中说 "天食人以五气，地食人以五味"。

此处，少师把"五"的概念也运用在对人的划分上面，结合阴阳理论，将人分为：太阴之人、少阴之人、太阳之人、少阳之人、阴阳和平之人。并对这五种人做了分别说明。

"太阴之人，贪而不仁，下齐湛湛，好内而恶出，心和而不发，不务于时，动而后之，此太阴之人也。"

我们在看戏的时候，会发现一个很有意思的现象，戏里的人物都是美丑分明，基本上遵循二分法的法则。就是在脸谱上都能够鲜明地体现出来，比如同样是反面角色，有的是满满地画一张大白脸，我们都说这是"白脸奸臣"，有的人则是鼻梁上画一块白。画一张大白脸的，就是大奸大恶之人，也就是这里所说的太阴之人。心里满满的负能量，特别贪婪，不择手段，喜怒不形于色。如果是演电影，里面的角色表面看慈祥满满，背地里心狠手辣的背后老大，基本上都是太阴之人。

热播电视剧《人民的名义》里的大反派高育良，就是典型的太阴之人，老谋深算，处事圆滑，党同伐异，道貌岸杨，争权夺利。

生活中这样的人不多，也不能多。如果说人有好坏之分，那么这是坏人的升级版，最高配，一般人当不了。慈禧肯定要算一个，宫女太监们常说的一句话就是"老太后的心思比山高比海深"，确实如此，贴身伺候她许多年的宫女也摸不准她的心思，高兴的时候她拉着宫女的手看手上有几个斗几个簸箕，忠心耿耿的宫女偶尔犯个错也是非打即罚；不高兴的时候说处死珍妃就处死珍妃，特别阴狠。

以"莫须有"的罪名杀害岳飞的秦桧当然也算一个。他于宋徽宗政和五年登第，善于察言观色，两任宰相，前后执政十九年。至今岳飞墓前还塑有他的跪像，两旁对联："青山有幸埋忠骨；白铁无辜铸佞臣"。

此外还有蔡京、严嵩等，都是赫赫有名的权奸。

"少阴之人，小贪而贼心，见人有亡，常若有得，好伤好害，见人有荣，乃反愠怒，心疾而无恩。此少阴之人也。"

少阴之人，如果放在传统戏剧里，应该对应着三花脸，也就是鼻子上抹块白的那种。这样的人，没有本事作大恶，但是心思不大正，爱贪小便宜，有时候甚至小偷小摸，而且"气人有笑人无"——多年前，我的一个伯母，人长得干巴黑瘦，整天都在生气：谁家种的小麦长得比她家的好，她生气；谁家的姑娘嫁得比自己家的姑娘好，她生气；谁家多打了一百斤粮食，她生气，就没有她不生气的时候；然后，听说谁家的日子没过好，谁家吵架了，她就特别高兴。可是她家里比较穷，伯父又身体不好，光景老是过不上来，所以她生气的时候比高兴的时候要多得多。她去世的时候才四十来岁，肝癌。

还有一种人，就是"好伤好害"，他跟人无仇无怨，他就是想伤害别人，在伤害别人中求取一种满足感。我们常说损人利己，有的人在不利己的情况下也损人。网络上有很多人，满满的负能量，不分青红皂白，乱喷一气。这种人就是好伤好害。可能是现实中受的腌臜气太多，又不敢发泄出来，就拿网络当垃圾筒。

而且这种人"见人有荣，乃反愠怒"，也就是见不得人好。我曾经的一个同事，我们有一个共同的朋友，这个朋友前几年受过一些挫折，精神不太好，不能正常上班，我和这位同事提起来还都挺同情的。后来这个朋友没事了，开始上班，我的这个曾经的同事听了，就一脸震惊："怎么可能好，他怎么好了？"一脸遮不住的失落。

"心疾而无恩"，就是寡情少恩，只知索取，不肯付出。现在有很多这方面的例子：借钱给朋友，朋友不还，如果讨要，就翻脸。一个女性朋友讲她和她的哥哥的事情：她大学毕业，她哥哥是农民。哥哥看病，她拿钱；哥哥盖房，她拿钱。侄子结婚，她拿钱。哥哥不管父母，她来管，老父亲犯了偏瘫的毛病，一年住三回医院，哥哥一分钱都不管。她哥哥的原话是："这钱就该她拿，谁让她挣那么多钱。"侄女初中毕业来城里上班，住在她家，一住住到出嫁。结果她离婚的时候，侄女和侄子一起图谋她的财产，侄女让她给买一辆车，侄子想拿她的房子抵押套现。被拒绝后，侄女出嫁后，一次也没来看过她，侄子更是不来，形同仇人。这样的事情很多，这样的人现在也越来越多，对这种现象感兴趣的朋友可以结合着天地阴阳的道理试着做做研究。还有的人，借住着亲戚的房子，到最后亲戚想要收回来把房子卖出去，这人就不干了，非得要以非常便宜的价格买下来，被回绝后大怒，霸占着房子不肯走，还说什么："我都在这儿住了十来多年了，这房子就该是我的。"这成个什么道理。

"太阳之人，居处于于，好言大事，无能而虚说，志发于四野，举措不顾是非，为事如常自用，事虽败而常无悔。此太阳之人也。"

这样的人，没本事，有志向，好吹嘘，顾头不顾腚，刚愎自用、志大才疏。

东汉时期有一个名士，叫孔融，就是"孔融让梨"的主角，《后汉书·孔融传》："融负其高气，志在靖难，而才疏意广，迄无成功。"孔融就是一个志大才疏的人，维护汉家王室，处处和曹操对着干。曹操下禁酒令，好节约粮食，孔融就写文章大肆吹嘘喝酒有多好，还当着东吴使者的面说曹操的不是，结果被曹操杀了。

生活中这样的人也不少。我认识一个人。走在路上，他指着路边的两幢正在施工的公寓大楼说："啊，这是我的工地。"去他的公司玩，合伙人开车载我们看风景，我问："这是谁的车啊？"他说："我们合伙买的车，他开。我的车被朋友开着呢。"我说不是车和老婆不能外借吗？他说你不知道，车是我替那个朋友炒股赚的钱买的，所以也算有我的一半儿。后来我才知道，哪里是他的工地！哪来的合伙买车，那就是人家的车！他的车？神仙。他把房子卖了跟人合伙开公司，可是只卖理念，不卖产品，发展下线，开会、洗脑，如此种种。他随身带着一本书，好像叫《奇迹》，大致内容就是只要你敢想，你就拥有全世界。所以他想拥有全世界，他就什么都敢想：大楼是他的，合伙人的车也是他的。挺好的一本书，不知道怎么被他曲解成这个德性。

有志向是好的，你得脚踏实地地干。

更有趣的是，他戴着一块三百块钱的手表，对人吹嘘："我这块表能买你一座楼。"拿着一个大巴掌一样大的山寨手机，也对人吹嘘："我这个手机的价格，说出来吓死你。"这样就越发让人看不上，瞧不起了。

与其如此，何不踏踏实实地做人、老老实实地干事？

"少阳之人，諟谛好自贵，有小小官，则高自宜，好为外交而不内附。此少阳之人也。"

我们大部分都算是少阳之人吧，自己觉得了不起，做一个小官就睥睨众生，热衷于搞社交，不愿意埋头干活，提升自己。

一次同学会上，一个同学平时明明很热情，当场却独坐一隅，脸色冷傲。我像往常一样打招呼："嗨，老李，"他老婆也是我们同学，赶紧纠正我："李局，李局。"哦，我明白了，这家伙升官了，结果就成了这副模样。

无独有偶，一次大学同学会上，一个同学也这副模样，我一打听，也是升官了。

这样的人，特别钟爱的就是升个小官，发份小财，结交一帮朋友吃吃喝喝，根本不注意内在的修养，也不肯踏踏实实、勤学苦干。

原本我们都以为，像这样或者大奸大恶，或者小奸小坏，或者好大喜功，或者志大才疏者，都是人的情性问题，却原来也是身体禀赋决定的，《黄帝内经》把它归结到了阴阳之论，因为阴阳失衡，造成的举动、言语、情志、思维失衡。

话是这么一说，除了身体原因之外，还有人的出身、经历、家庭、世事等的磨练，决定了人的三观。所以，凡事既有内因，亦有外因，不可一概而论。

那么，阴阳平衡的人又是什么样呢?

"阴阳和平之人，居处安静，无为惧惧，无为欣欣，婉然从物，或与不争，与时变化，尊则谦谦，谭而不治，是谓至治。"

这里面有几个关键词：安静、无惧、欢欣、从物、不争、变化、谦逊、有德。

能达到以上标准的人，过的可是非常高级的、极端高级的人生。

他不浮躁，这个社会怎么变都没关系，他住茅草屋也好，住高楼大厦也好，都是安安静静的，一点都不浮躁。

而且他不害怕，不担忧，担忧几乎可说是最糟方式的精神活动，仅次于恨，恨是非常具有自我毁灭性的。"人无远虑，必有近忧"的生活方式其实是有害的，它会创造出伤害身体的生化反应，产生从消化不良到心肌梗塞等种种疾病。

他们肾精足，气血和谐，所以他们能够做到"婉然从物"。什么时候都高高兴兴的，像水一样，善利万物而不争，知道一切都在变，所以他也顺应着时势在变，他不顽固，很谦逊，很有德行，受人景仰，但是他又不人为地追求受人景仰。

这样的人，是阴阳和平的人。他没有有害的情绪蓄积，也就不会对身体造成伤害，所以他也必然是身体健康——他并不过分追求健康，但是健康就来了，这是顺其自然的事情，所以顺其自然地发生。

我们做人就应该做这样的人。

如果做不到怎么办？多读《黄帝内经》，多了解我们的身体，多了解身体和天地、宇宙的关系，多倾听身体、天地、宇宙的语言。

外面风在刮，那是风在说话；外面雨在下，那是雨在说话；你的心也在说话，你的肺也在说话，你的身体每一个细胞都会说话，外面的每一丝风、每一缕云也都在说话。所以，静下来，读进去，听啊，听吧。

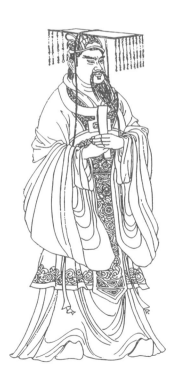

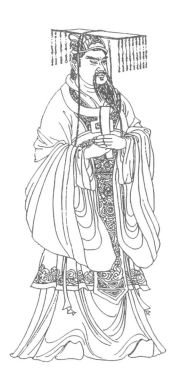